U0388832

肿瘤防治科普丛书

胸部肿瘤

主 编

吴永忠　江跃全

副主编

王　颖　王志强

人民卫生出版社

图书在版编目（CIP）数据

胸部肿瘤 / 重庆市肿瘤医院，重庆大学附属肿瘤医院
组织编写 . —北京：人民卫生出版社，2018
（肿瘤防治科普丛书）
ISBN 978-7-117-26528-7

Ⅰ.①胸⋯　Ⅱ.①重⋯②重⋯　Ⅲ.①胸腔疾病 –
肿瘤 – 防治　Ⅳ.①R734

中国版本图书馆 CIP 数据核字（2018）第 070730 号

人卫智网	www.ipmph.com	医学教育、学术、考试、健康，购书智慧智能综合服务平台
人卫官网	www.pmph.com	人卫官方资讯发布平台

肿瘤防治科普丛书：胸部肿瘤

组织编写：重庆市肿瘤医院　重庆大学附属肿瘤医院
出版发行：人民卫生出版社（中继线 010-59780011）
地　　址：北京市朝阳区潘家园南里 19 号
邮　　编：100021
E - mail：pmph@pmph.com
购书热线：010-59787592　010-59787584　010-65264830
印　　刷：北京铭成印刷有限公司
经　　销：新华书店
开　　本：889×1194　1/32　印张：4.5
字　　数：125 千字
版　　次：2018 年 5 月第 1 版　2022 年 3 月第 1 版第 3 次印刷
标准书号：ISBN 978-7-117-26528-7/R·26529
定　　价：25.00 元

丛书编委会
（排名不分先后）

名誉主编

于金明

主编

吴永忠　周　琦　王　颖　郑晓东

副主编

周　宏　汪　波　张　维　王东林　陈伟庆

秘书

袁维春　戴　羽　黄渐青　陈　霞　唐　利

编委

吴永忠　周　琦　周　宏　汪　波　张　维

王　颖　郑晓东　王东林　辇伟奇　王　维

张海燕　蔡　润　周晓红　江跃全　邓和军

刘　南　孙　浩　陈伟庆　曾晓华　项　颖

王　全　王胜强　王　冬

《胸部肿瘤》编委会成员

（排名不分先后）

主 编

吴永忠　江跃全

副主编

王　颖　王志强

编　委

吴永忠　江跃全　王　颖　王志强　綦　俊

蔡华荣　尹　哲　张　奇　徐　健　郭东明

徐　伟　滕　飞　周　洪　杨廷勇　张　智

张在空　谢臣明

序言一

众所周知，恶性肿瘤已成为威胁人类生命和健康的首要敌人。不论城市还是农村，肿瘤都是中国居民的主要死亡原因。肿瘤防治是生命科学研究领域的难题。全球癌症报告显示：2012 年，中国新增 307 万癌症患者并造成约 220 万人死亡，分别占全球总量的 21.9% 和 26.8%；中国肿瘤发病率以每年大约 3% 的速度递增，中国新增和死亡病例世界第一。由于人们对肿瘤预防认知不足，缺乏癌症筛查和早诊早治的意识，就诊普遍偏晚，导致中国癌症死亡率高于全球平均水平。

习近平总书记在全国卫生与健康大会上指出，没有全民健康，就没有全面小康，要把人民健康放在优先发展的战略地位，加快推进健康中国建设。基于我国肿瘤防治严峻形势，可以说，健康中国，肿瘤先行，科普优先。肿瘤防治科学知识的普及，对于提高全民防癌意识，正确认识肿瘤筛查，科学理解肿瘤诊治，降低肿瘤发病率，提高治愈率，节约社会卫生资源，提升我国健康水平，具有极其重要的意义。

近年来，国内肿瘤防治工作者已编写了多本肿瘤防治科普书籍，从不同角度与层面介绍肿瘤防治相关科普知识，但瘤种全覆盖的成套肿瘤防治科普丛书尚缺乏。吴永忠教授团队长期从事肿瘤防治工作，具有丰富的经验，创新性地在重庆构建了"一网一链"肿瘤防治体系。本丛书的编写顺应国家重视科普，大力向全社会推广医学科普知识的要求，以系统介绍肿瘤防治"一链"科普知识，即围绕肿瘤的认识预防、早期筛查、规范诊疗、康复管理为一体的完整诊疗服务链为鲜明特色，科学实用地介绍有关防癌抗癌的科普知识。

该丛书以一问一答的形式，通过通俗易懂的语言，生动形象的插图，站在患者角度介绍临床实际中的常见问题，力图将肿瘤医学专业知识变为普通民众易懂易记的常识。相信该丛书将对提高患者及家属对肿瘤总体认识、增强全民防癌抗癌知识起到重要的推进作用。期盼该丛书能够早日出版发行！

中国工程院院士

于金明

2018 年 2 月

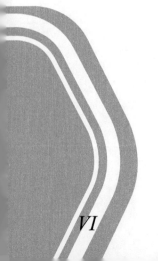

序言二

作为全国癌症防治协作网络成员单位、区域性肿瘤防治中心的重庆市肿瘤医院长期肩负恶性肿瘤防治任务，已经形成融科普宣教、早期筛查、规范诊疗、康复管理为一体的肿瘤完整诊疗服务链。

近年来，我国恶性肿瘤死亡率呈明显上升趋势，已成为城乡居民的第一位死因，严重影响人民群众健康及生命安全。对于恶性肿瘤来说，预防胜于治疗。因此，加强肿瘤预防的科普教育刻不容缓，也是重庆市肿瘤医院为提高大众的肿瘤预防科普知识、提高综合医疗服务质量以及提高国民生活素质应尽的责任！

为此，重庆市肿瘤医院组织全院专家编写本套《肿瘤防治科普丛书》，普及防癌知识和科学理念，引导公众关注癌症和癌症患者；正确认识癌症的成因、预防和治疗，消除癌症认识误区；推广科学规范的诊疗模式，切实提高癌症防治水平；帮助癌症患者及其家属树立正确认识癌症的观念和战胜癌症的信心，提高患者生命质量！

重庆市肿瘤医院 重庆大学附属肿瘤医院 院长

中国抗癌协会肿瘤放射治疗专业委员会副主任委员

重庆市医学会肿瘤专委会主任委员

吴永忠

2018 年 3 月

前言

近年来，癌症发病率和死亡率逐年上升，目前已超越慢性心脑血管疾病，成为危害我国人民健康的主要致死原因。而胸部肿瘤囊括众多，其中肺癌发病率和死亡率均长期高居第一，是名副其实的癌症之王。其次为发病率和死亡率第四的食管癌，以及病因各异、种类繁多的纵隔肿瘤等。除少数良性肿瘤外，绝大多数胸部肿瘤恶性程度高，预后差，治疗过程复杂并且有效治疗手段少，耗费大量医疗资源却收效甚微。

由于胸腔内脏器多，位置隐匿，结构复杂，脏器容积大等特点，胸部肿瘤通常出现症状较晚。在医疗资源相对匮乏，民众健康意识薄弱，体检筛查不能普及的过去，就医时机偏晚成为胸部肿瘤疗效不佳的重要因素之一。因此，在不断探索诊疗新技术的同时，提高大众对胸部肿瘤的正确认识，促进高危人群的早期筛查，提早就医时机已成为当务之急。

本书主要以医学科普的形式，将复杂的医学概念和难懂拗口的医学专用名词尽可能通俗易懂地解释详尽，将患者或基层非专科医务工作者需要的知识准确的传递给大家。本书主要包括肺癌、食管癌、纵隔肿瘤三大板块。每个板块均以认识预防、早期诊断、规范治疗、康复管理等四个类别，将不同肿瘤的常见知识以问答形式作以介绍，图文并茂，力求系统准确而且实用。希望读者能从中受益，普通民众提高肿瘤防范意识，癌症患者提高自我健康管理能力。

江跃全

2018 年 2 月

重庆市肿瘤医院
重庆大学附属肿瘤医院

重庆市肿瘤医院、重庆大学附属肿瘤医院、重庆市肿瘤研究所、重庆市癌症中心是集医疗、教学、科研、预防、康复为一体的国家三级甲等肿瘤专科医院，牵头重庆市肿瘤防治、科普宣传、技术研究和区域肿瘤专科人才培训；是国家肿瘤药物临床试验机构、重庆市肿瘤临床医学研究中心、重庆市肿瘤医疗质量控制中心、重庆市肿瘤放射治疗质量控制中心；是重庆市肿瘤防治办公室挂靠单位；是重庆市肿瘤防治科普基地和重庆市健康促进医院。

医院编制床位 1480 张，开放床位 1800 张，设有临床和医技科室 31 个，其中国家级重点专科 1 个、省级重点学科 4 个、省级临床重点专科 7 个、省级临床诊疗中心 3 个。医院年诊治病人 50 万余人次，住院病员 5.5 万余人次，外埠比例达 22%，病员来源实现了全国所有省市区全覆盖。医院专业技术人员占 90% 以上，其中高级专业技术人员 196 人，其中博士 106 人，硕士 328 人，博士硕士研究生导师 35 人，重庆市学术学科带头人 3 人，后备学术学科带头人 4 人，国务院政府津贴专家 9 人，重庆市有突出贡献的中青年专家 4 人。

医院拥有国家临床药物试验机构、国家博士后科研工作站、市级重点实验室、市级临床医学研究中心、市级专家工作室、市级协同创新中心、市级院士专家工作站、市级众创空间、重庆市肿瘤精准医学转化创新创业团队等国家级省部级研究平台 10 个；拥有国家级住院医师规范化培训基地、国家博士后科研工作站、重庆大学研究生联合培养点、广西医科大学研究生培养基地、重庆医科大学硕士联合培养点、重庆市护士规范化培训基地、重庆市肿瘤专科护士培训基地等教学平台 7 个。

按照重庆市战略定位及卫生区域规划，医院秉承"敬业、诚信、求实、创新"的院训与"向善向上、尚德尚学"的核心文化，积极构建以重庆市肿瘤医院牵头的"1515"区域肿瘤防治网，网内同质化建立肿瘤登记、科普宣教、早期筛查、规范诊疗、康复管理为一体的肿瘤完整诊疗服务链，形成"一网一链"区域肿瘤防治体系，引导人民群众正确认识肿瘤的防诊治，不断创新理念与革新技术，提高医疗服务品质，努力建成国家肿瘤区域医疗中心，为人民群众提供全方位全周期健康服务。

目录

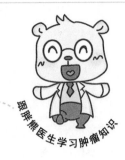

跟胖熊医生学习肿瘤知识

 1 肺癌

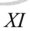

肺癌的分期

肺癌的规范治疗

肺部转移癌如何治疗

2 食管癌篇

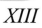

3 纵隔肿瘤

肿瘤防治科普丛书

胸部肿瘤

XVII

1

肺癌

什么是肺?

　　肺是胸腔内两片像海绵一样的器官,它有两片(解剖学上称两叶),分别位于心脏两侧,右侧有上、中、下3叶,而左边只有上、下2叶。在肺的下面有一层薄膜一样的肌肉叫膈膜,它将胸腔和腹腔隔开,呼吸时它上下移动,将空气吸入和废气排出。

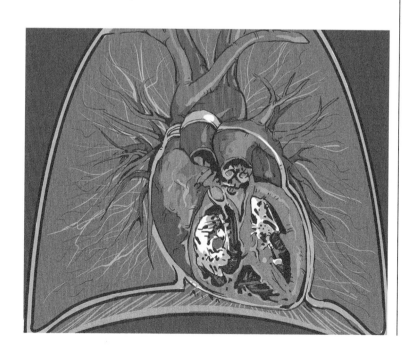

我们的肺部

肺是重要的呼吸器官，是气体交换的场所，吸入的氧气通过肺脏进入循环，废气——二氧化碳通过肺脏排出体外。

◎ 肺有什么作用？

肺的主要生理功能就是吸入氧气并排出二氧化碳。空气中的氧气通过气管到达肺泡，在这里与血液中的二氧化碳交换，并随血液带到全身各处，同时交换出来的二氧化碳通过呼气排出体外。除呼吸功能外，肺还具备非呼吸性的防御、免疫及内分泌代谢功能。

◎ 肺有什么解剖生理特点？

肺的两叶由胸部中央的纵隔分开，靠近纵隔的中部凹陷称为肺门，是肺的血管、主支气管和神经出入肺的部位。

左、右主支气管自气管分出进入肺门后，逐级分为叶支气管、段支气管，这样一再分支直至最细，各级分支形似树枝被称为支气管树，其末端是无数小袋状结构的肺泡。

在肺泡周围的毛细血管网内的静脉血摄取肺泡内氧气，同时将二氧化碳排出至肺泡，完成气体交换。静脉血摄取氧气后成为含氧量高的动脉血（注：肺动脉内是静脉血，而肺静脉内是动脉血），自毛细血管网逐级汇集成小静脉，直至成为较大的静脉并

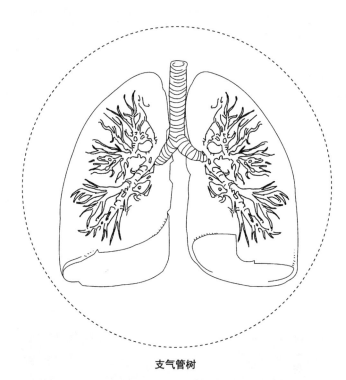

支气管树

与支气管及肺动脉分支伴行并完成气体交换的血液，最后在肺门入汇合成两条肺静脉进入心脏，然后被带到全身各处。

　　当主、细支气管和肺泡细胞不再具备正常细胞功能时，不能完成氧气和二氧化碳交换，特别是出现异常增殖时，干扰肺部功能，患者则常会出现咳嗽、气短或者胸痛等症状。

肺部结节

肺部结节是专业的医学术语，用老百姓通俗的话来说就是肺部肿块或肺部包块。肺部肿块不一定就是肺癌，还有其他很多原因，例如炎症、结核、肺部组织先天性发育畸形等。

◎ 什么是肺部结节（肿块）？

肺部结节（肿块）是一个影像学的概念，指影像学检查（包括 X 线、CT 等）时所看到密度偏高的类圆形或不规则阴影，不能确定具体的性质，将其描述为肺部结节或肿块（直径 ≤ 3cm 的包块称为肺结节；而对于直径 > 3cm 的称为肺肿块）。

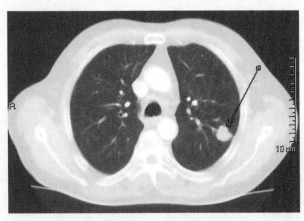

肺 CT 片所示肺部结节影像（紫色线条标注）

根据结节密度将肺结节分为三类：实性结节、部分实性结节和磨玻璃密度结节。

● **实性结节**：指其内全部是软组织密度的结节，其密度较均匀，内部血管及支气管影像被掩盖。

● 部分实性结节：指其内既包含磨玻璃密度又包含实性软组织密度的结节，其密度不均匀。

● 磨玻璃密度结节：指肺内模糊的结节影，其密度较周围肺实质略增加，但其内血管及支气管的轮廓尚可见。

【医生提醒】
这里要强调一点，查见肺结节，只能说明肺部有异常，具体是什么疾病，还要进一步检查进行区别鉴定。

◎ 发现肺部结节（肿块）一定是肺癌吗？

不一定。

可引起肺结节的疾病有很多，如肺炎性病变（最为常见）、肺结核、肺良性肿瘤和肺癌等，具体是什么疾病引起肺部结节还需要病理等其他检查项目进行排查。从结节的密度上可初步判断结节的性质，部分实性结节的恶性概率高。肺部结节的定性判断较为复杂，如体检发现肺部结节，一定要及时到专科医院明确诊断。

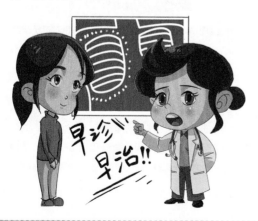

早诊早治!!

◎ 什么是肺部良性肿瘤？

　　良性肿瘤与恶性肿瘤有一点重要的区别就是肿瘤是否会转移，良性肿瘤不转移，只在局部生长，如肺部良性肿瘤就只在肺部生长的肿瘤。不幸的是肺部良性肿瘤比较少见，占全部肺肿瘤的 10% 以下，以错构瘤为最常见。

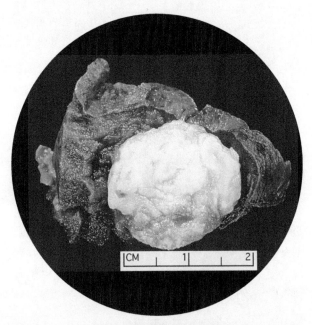

肺部错构瘤（黄白色为错构瘤，黄色对应于脂肪，白色对应于骨骼）

◎ 肺部良性肿瘤会变成肺癌吗？

　　一般不会。但如果致病因素持续存在，可能会诱发恶变，而且肺部良恶性肿瘤通过影像学往往难以准确判断，即使穿刺活检结果良性也不能完全排除恶性可能，故规律复查体检，有利于早期发现肺癌，及时采取措施。

◉ 肺部良性肿瘤患者需要手术或者其他治疗吗?

只要患者情况允许,临床建议肺良性肿瘤均应手术切除。

手术多采用胸腔镜下肺楔形切除或肺段切除术,应切除病变组织同时尽可能保留正常肺组织。然后根据术后病理和分子信息,决定是否采取其他治疗措施,绝大多数肺部良性肿瘤手术切除后无需其他治疗,定期随访即可。

◉ 首次检查发现的肺部结节(肿块)我们应该怎么处理?

对于首次发现直径≥3cm 的肺部肿块,大多需要立即制定相应的治疗方案而较少采用随访策略。

临床专科医生结合患者的病史特点,近期体征,肿块影像学特点作出判断,根据医生的建议决定是否需要手术治疗或者抗炎、抗结核治疗。

对于直径≤3cm 的肺部结节,由于病变较小,恶性肿瘤病变的可能性及危害性相对较弱一些,首诊的主要目标是尽可能确诊,避免一些无需治疗的良性病变患者接受侵入性检查。

对于有肺部结节的患者,定期复查薄层 CT,观察结节大小、性质的变化情况,成为一项重要的诊断措施。而复查的时间间隔也由结节的不同大小及性质(实性、混杂磨玻璃影、磨玻璃影)来决定。

目前,以 6mm 及 8mm 大小为界,对于不同大小,不同性质的肺部结节分成多个亚组,根据不同的危险程度采用 3 ~ 24 个月不等的随访间隔。在随访过程中根据结节的变化情况，再由专科医生决定是否行活检或手术治疗。

对于一些恶性肿瘤的高危人群，如一级亲属（父母、兄弟姐妹）有肺癌病史的患者，有长期大量吸烟史的患者，及长期接触石棉、氡、铀等致癌物质的患者，随访时应更加谨慎小心。不同大小、不同性质结节的随访时间间隔，大致下面流程图。

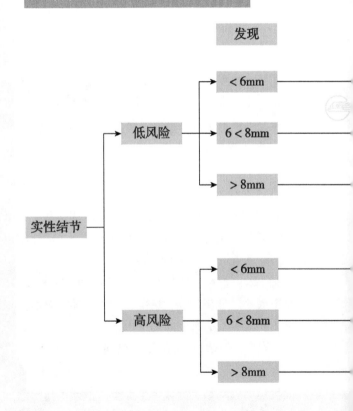

肺部实性结节诊断随访流程

发现

实性结节

低风险
< 6mm
6 < 8mm
> 8mm

高风险
< 6mm
6 < 8mm
> 8mm

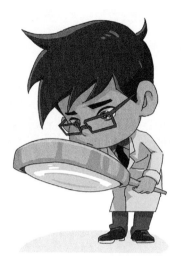

随访

无需做进一步检查

6～12个月行胸部CT → 稳定 → 考虑18～24个月后进行CT

第3个月时行胸部CT 考虑PET/CT或活检

12个月行胸部CT → 稳定 → END

6～12个月行胸部CT → 稳定 → 18～24个月行胸部CT

第3个月时行胸部CT 考虑PET/CT或活检

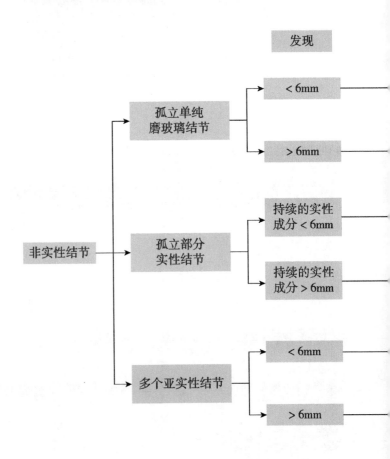

肺部非实性结节诊断随访流程

发现

非实性结节 → 孤立单纯磨玻璃结节 → < 6mm
孤立单纯磨玻璃结节 → > 6mm

非实性结节 → 孤立部分实性结节 → 持续的实性成分 < 6mm
孤立部分实性结节 → 持续的实性成分 > 6mm

非实性结节 → 多个亚实性结节 → < 6mm
多个亚实性结节 → > 6mm

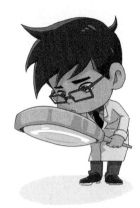

随访

→ 无需做进一步检查

→ 6~12个月进行CT检查，后每2年进行CT检查共5年

→ 无需做进一步检查

→ 3~6个月进行CT检查，若结节无变化且固体
成分仍＜6mm，后每年进行CT检查共5年

→ 3~6个月进行CT检查，若结节无变化2~4年后再行胸部CT

→ 3~6个月进行CT检查，后续管理依据最可疑的结节进行

认识和预防肺癌

肺癌是常见的恶性肿瘤之一。不过，肺癌并不是一种疾病，而是发生在肺部的几十种恶性疾病的总称。

◎ 什么是肺癌?

通俗点讲就是发生在肺部的癌症，专业一点的就是发生于支气管黏膜上皮的癌症称为原发性支气管肺癌，简称肺癌。肺癌不是一种疾病，是发生在肺部的几十种疾病的总称，它们的致病因素、病理类型、分子特征以及治疗方案和预后都不相同。肺癌在世界至少 35 个国家的男性癌症死亡率排名中，排名第一，而女性肺癌的死亡人数则仅次于女性乳腺癌的死亡人数。同样我国肺癌发病率也日益增高，目前已居城市常见恶性肿瘤的首位。

◎ 肺癌致病因素有哪些?

目前，有明确证据支持的肺癌致病因素就是吸烟。吸烟有害健康，主要是因为吸烟会大幅提高患肺癌的风险，90% 以上的肺癌与吸烟有关，且吸烟者患肺癌的几率是不吸烟者的几十倍。除直接吸烟者外，二手烟也会大大增加罹患肺癌风险。这里要强调一点，吸烟不一定得肺癌，不吸烟也可能会得肺癌，癌症是多个因素综合作用的结果，只是得肺癌的几率要

烟草是肺癌的危险因素之一

高几十倍。

其他可能导致肺癌的因素有：①空气污染，雾霾；②职业因素，如长期接触石棉等物质和铀、氡（一般在地下室中浓度较高）；③在中国，厨房中的油烟和体燃料（如煤球、柴火等）也可能是致病的风险因素；

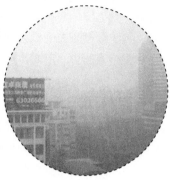

环境污染是肺癌发生的危险因素

④肺部其他慢性疾病，如肺结核、矽肺、尘肺等；⑤另外还有就是个体因素，如家族遗传，以及免疫机能降低，代谢活动、内分泌功能失调等，将会对肺肿瘤的发病起到某些促进作用。

◎ 肺癌可以预防吗？如何预防？

由于肺癌的致病因素比较复杂，还没有哪一种药物、方法能够预防所有肺癌，但我们可以通过远离已知的致癌因素，降低肺癌发生风险。

● 拒绝烟草

不论您吸烟已有多少年，不论您年龄多大，请您立即下决心戒烟。戒烟不仅能降低肺癌发生率，对于肺癌患者也可以获得更好的治疗效果。戒烟后沉积在你体内的致癌毒素会逐渐减少，并逐渐恢复您的免疫功能，增强体力，预防癌症和其他疾病。

● 降低环境污染造成的影响

空气污染较重的情况下尽量避免外出及运动，出行时佩戴口罩等，另外在生活环境中，如厨房安装效率高的油烟机，减少固体燃料的使用，安装空气净化器等。

● 远离职业危害因素

生产者避免或减少直接接触已知致癌因素，加强个人防护，定期体检等。

养成良好的生活及饮食习惯：生活规律，坚持锻炼身体，增加免疫能力，多食蔬菜、水果，少食高脂肪、高胆固醇的食物。

● 养成定期体检的习惯

中年以上（尤其是 40 岁及以上的）居民应定期体检，如有刺激性干咳、痰中带血丝等症状时，应及时到医院检查，做到早发现早治疗。

◎ 肺癌会遗传和传染吗？

目前还没有可靠的证据证明肺癌可以通过遗传基因遗传给下一代。但家庭成员相似的生活环境、饮食习惯，基因背景以及作息规律，特别是有家庭成员吸烟，会增加家庭成员的罹患肺癌风险，有时会表现出肺癌家庭聚集现象。

目前没有证据显示肺癌具有传染性，但部分致癌因素（如结核杆菌）具有传染性。

◎ 肺癌为什么非常难治？

肺癌难治，表现在肺癌患者死亡率高、生存期短，耐药和复发转移率高。

无论在中国还是全世界，肺癌都是死亡率和发病率最高的肿瘤，发病率高与烟草密切相关，目前世界 1/5 的烟民在中国，所以我国肺癌防治形势依旧严峻；死亡率高、生存期短，一方面是因为多数有症状的患者就诊时，肺癌通常都是到了中晚期，故肺癌总体的预后较差；另一方面，目前 90% 以上的肺癌都与吸烟有关，这类肺癌基因突变数目更多，更容易对现有的化疗方案产生耐药，发生转移，预后也更差。

因此，降低肺癌发病率和死亡率最有效的手段是预防，预防措施最简单的是戒烟，其次是定期的低剂量 CT 筛查，早期发现。目前早期肺癌手术后的 5 年生存率为 95% 以上，具有较好的治疗效果。因此，克服肺癌的根本在于早期发现、及时治疗。

◎ 肺癌的预后怎么样？

肺癌是由几十种亚型组成，不同亚型肺癌预后存在显著差异，所以谈肺癌预后一定先要明确肺癌类型。一般无分子靶点突变的 Ⅳ 期小细胞肺癌患者的预后差，而 0 期和 Ⅰ 期肺癌患者的 5 年生存期在 95% 以上。此外，除疾病本身情况外，具体到个体患者的预后，还应与患者的全身情况、治疗依从性以及经济状况等非疾病因素有关。病变早晚、肿瘤大小、受侵犯的范围、组织类型以及有无转移等因素有关。

约 2/3 的患者发现时已属中晚期，有明显的淋巴道和血道远处转移，这些患者预后效果很差，研究显示 5 年生存率仅为 20% 左右。所以，早期发现是治疗成功的关键。

另外，随着放疗、化疗、靶向药物及中西医结合等多种综合治疗的不断完善，肺癌患者预后较以前有明显的提高。

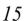

认识形形色色的肺癌

肺癌包括几十种肺部恶性肿瘤，根据组织学特征进行具体的病理学命名。不同类型的肺癌对不同的治疗反应不同，对生命的威胁程度不同。

◎ 肺癌有哪些类型？

根据分类的证据不同，肺癌的分类也不同，常见的分型有病理分型、临床分期和分子分型。

● 病理分型

根据肺癌细胞在显微镜下的形态特点进行分型，一般分为小细胞肺癌（SCLC）和非小细胞肺癌（NSCLC）。其中 NSCLC 约占肺癌总数的 85%，根据肺癌细胞蛋白分子表达的差异，NSCLC 进一步可分为：鳞状上皮细胞癌（简称鳞癌），腺癌，大细胞未分化癌（大细胞癌）。

● 临床分期

根据癌细胞的扩散程度对患者进行分类，根据影像学和术后淋巴结清扫证据判断肿瘤是否只是在局部，还是已经扩散到了淋巴结和其他器官，分为 0 期、Ⅰ期、Ⅱ期、Ⅲ期和Ⅳ期，另外根据肿瘤的大小和对周围组织的侵犯程度又可将Ⅰ期、Ⅱ期、Ⅲ期进一步分为 A 和 B，如Ⅱ A 和Ⅱ B 等。0 期和Ⅰ期肺癌预后好，治愈率高，而Ⅳ期肺癌就是我们常说的晚期肺癌，说明癌细胞已经转移到了其他组织或器官。

● 分子分型

根据肺癌患者组织或游离 DNA 的基因突变情况进行分型，以便于临床采取分子靶向药物进行治疗。不同的基因突变往往预示患者对相应的靶向药物有良好的反应，否则可能无效，所以在决定使用分子靶向药物之前，一定要进行分子检测，明确分子突变类型。

◎ 什么是小细胞肺癌？

小细胞肺癌（SCLC），从字面意思理解就是这类肺癌的细胞比较小，事实也确实如此。SCLC 在肺癌中的比例约占 15% ~ 20%，属于未分化癌，可进一步分为燕麦细胞型、中间细胞型和复合燕麦细胞型。这类肺癌初治缓解率高，但极易复发，治疗以化疗为主，不过容易发生继发性耐药。

◎ 什么是非小细胞肺癌？

非小细胞肺癌（NSCLC）就是除小细胞肺癌以外的所有肺癌，包括肺鳞癌、腺癌、大细胞癌，占肺癌总数的 80% ~ 85%。与小细胞癌相比，其癌细胞生长分裂较慢，扩散转移相对较晚，治疗以手术为主。需要强调的是目前临床应用的分子靶向药物主要是针对 NSCLC 的，特别是肺腺癌，所以临床诊断为 NSCLC 后，应尽快进行基因分型检测。

◎ 什么是肺部转移癌（继发性肺癌）？

肺部转移癌指原发于身体其他部位的恶性肿瘤经血道或淋巴道转移到肺形成单发或多发的肺部肿瘤，例如乳腺癌细胞转移到肺部。我们常说的肺癌是指起源于肺部细胞的癌症，即原发性肺癌。

◎ 什么肿瘤会发生肺部转移癌？

转移到肺的原发恶性肿瘤可来自乳腺、骨骼、消化道和泌尿生殖系统等。约有 30% 恶性肿瘤会发生肺转移；而在肺转移的患者中，80% ~ 90% 为多发性的，10% ~ 20% 是局限性或孤立性的。大多数病例在原发癌肿出现后的 2 年内发生转移，3 年后发生转移者少，但亦有长达 10 年后发生转移的。

警惕肺癌的症状

肺癌只要能够早期发现和诊断，早期治疗，
预后非常良好。不过，早期肺癌的症状非
常隐匿，容易被我们忽视。

◎ 肺癌有什么表现和症状？

肺癌患者最常见的症状有咳嗽、气短，胸痛和
（或）背部牵涉痛。另外，根据癌肿生长或侵袭部位，
肺癌患者可以表现出各种症状，也有部分患者没有
任何症状。在体检或因为其他疾病就诊时，常规检
查发现肺上肿块，应进一步检查确诊。

可能与肺癌有关的症状如下：

● 肿瘤位于肺内或支气
管内出现的症状：

①咳嗽：大约一半患
者会出现咳嗽，多为刺激
性干咳，无痰或仅有少许
色泡沫痰；

②痰中带血或咯血；

③喘累；

④发热。

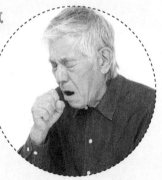

警惕不明原因的长期咳嗽

● 肿瘤侵及胸壁或纵隔出现的症状：

①胸痛：一般症状轻，定位模糊。当癌瘤侵及
胸膜、胸壁时，疼痛加剧，定位较前明确、恒定。

②肩背部疼痛：肺尖处的肿瘤侵及邻近的神经，
椎体等出现相应症状。

③声音嘶哑：肺癌或转移的淋巴结侵犯和压迫了支配声带的神经，这种嘶哑常突然发生、进展迅速，甚至完全失声，同时大多数患者伴有胸痛等症状，经休息和抗炎对症治疗两周以上仍无效果。

④上腔静脉阻塞综合征：肺癌或转移淋巴结侵犯或压迫了上腔静脉出现上腔静脉阻塞综合征，表现为头面部、脖子、上肢肿胀，后期侧支循环建立后会出现前胸壁静脉网，表现为青筋突起，交汇。

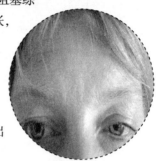

⑤霍纳综合征：肿瘤侵及星状神经节可以出现一侧面部无汗，眼裂变窄。肿瘤侵及膈神经可以出现膈肌抬高，矛盾呼吸运动。

霍纳综合征
双侧眼裂不对称

● 出现远处转移后转移脏器可出现相应症状

①颅脑转移：头昏、头痛、呕吐，看东西模糊，一侧或双侧肢体无力等。

②肝脏转移：右上腹隐痛、黄疸、食欲下降等。

③骨转移：转移部位骨痛，病理性骨折。

④体表淋巴结转移或软组织转移：相应部位可以摸到肿块或结节。

● 其他临床症状

①副癌综合征：指肺癌非转移性胸外表现，可为局部或全身病变。这类全身表现可出现在癌肿本身所引起的症状之前，而且随着原发灶的演变而变化。在肿瘤尚未暴露之前即有本征，可成为早期诊断的线索，有利于提高治愈率；肺癌治疗后，症状可消失，如再出现，则提示肿瘤的复发，故有利于监测肿瘤的复发。

②脑病：主要症状包括是痴呆、行为异常；行动困难，动作震颤，发音困难，眩晕；肢体感觉异常、疼痛、四肢无力等。

③黑棘皮病：身体某些部位皮肤增厚色素沉着。

④植物神经功能亢进：主要表现为单侧胸部或上肢出汗或潮红。

⑤皮肌炎：主要表现为骨盆或肩胛无力，面部常有蝴蝶形对称性红斑。

⑥肺源性骨关节增生（HPO）：主要表现为指（趾）呈鼓槌状，局部有压痛。

⑦弥散性血管内凝血（DIC）：表现为皮下瘀斑，紫癜、血肿，血尿亦常见。

⑧皮肤色素沉着：主要表现为身体暴露部位、乳头、嘴唇、颊黏膜、外阴等部位有皮肤色素沉着。

⑨男性乳房发育：部分男性肺癌患者可出现乳房发育。

◎ 出现哪些症状应高度警惕肺癌可能？

对于有下列临床特点，特别 40 岁以上的吸烟者，应立即采取相应检查，尽早进行诊断和鉴别诊断：

- 无明显诱因的刺激性咳嗽持续 2 ~ 3 周，治疗无效。

- 以前有慢性咳嗽，咯痰，近段时间（数周或数月）咳嗽咳痰程度加重，频率增加，痰量增多。

- 近段时间出现痰中带血丝或者咯血，能自行好转，但反复出现。经检查排除口腔或鼻腔出血。

- 近期经常感染肺炎，每一次感染都是在肺的同一位置。

- 作胸片或 CT 考虑肺脓肿，但没有误吸食物或异物病史，没有发热、怕冷、寒战或大量咳脓痰，抗炎治疗效果差。
- 不明原因的四肢关节疼痛及指（趾）末端关节肿大。
- 影像学检查提示局限性肺气肿或段、叶性肺不张，相通支气管有可疑狭窄。
- 影像学检查提示孤立性圆形、类圆形病灶和单侧肺门阴影增浓、增大。
- 以前患有肺结核病灶已稳定，其他部位出现新病灶而形态或性质和以往不同，病灶内的成分发生变化，抗结核治疗后病灶反而增大或形成空洞，反复检查查不到痰结核菌。
- 有胸腔积液，进行性增多，但没有发热，盗汗等症状，尤其是经穿刺检查胸水为血性。

◎ 为什么肺癌患者会出现声音嘶哑、眼睑下垂、颜面部水肿等肺外症状？

肺癌患者出现声音嘶哑是因为肿瘤或转移的淋巴结压迫或侵犯了喉返神经，该神经有左右两根，控制着我们发声的声门韧带。如果只是一侧神经受累，另一侧声门经过一定时间的代偿，声音嘶哑可以有所恢复。

肺癌患者出现眼睑下垂有两种原因，一是肿瘤侵犯了第一交感神经链，导致眼睑下垂。二是某些肺癌可以出现肌无力的副癌综合征表现，常见于小细胞癌。

肺癌出现颜面水肿多见于上腔静脉阻塞综合征。

重视肺癌的高危人群

在当前的医疗技术条件下，罹患恶性肿瘤并不可怕，关键是早期发现，早期诊断和早期治疗。因此，如果你是发生肺癌的高危人群，应该尽早咨询医生。

◎ 哪些人是肺癌的高危人群?

● 吸烟者和被动吸烟者

吸烟及大气污染在所有肺癌死亡病例中，85% ~ 90% 可归因于吸烟。主动吸烟及被动吸烟均是肺癌的危险因素。大气污染与吸烟对肺癌的发病率可能互相促进，起协同作用。

【知识点】

被动吸烟：不吸烟者每周至少有一天以上吸入吸烟者呼出的烟雾超过 15min/d。

● 长期接触致癌化学物质的从业者

部分肺癌患者有环境和职业接触史，有些工业成分可能增加肺癌的发生率，如铝制品的副产品、砷、石棉、二氯甲醚、铬化合物、焦炭炉、芥子气、含镍的杂质、氯乙烯等。长期接触铍、镉、硅、甲醛等物质也会增加肺癌的发病率。

● 长期接触放射性物质的从业者

放射线铀和氟石矿工接触惰性气体氡气、衰变的铀副产品等，较其他人的肺癌发生率明显要高，但是电离辐射的人员不会增加肺癌的发生。

● 慢性肺部疾病者

肺部慢性感染如肺结核、支气管扩张症等患者，支气管上皮在慢性感染过程中可能化生为鳞状上皮，终致癌变，但这类情况较为少见。

● 特殊内在因素者

内在因素家族遗传，先天性因素，免疫功能降低，代谢、内分泌功能失调等也可能是肺癌的高危因素。

◎ 肺癌筛查有何重要性以及如何进行？

对于癌症最好的治疗就是预防和筛查，早发现、早治疗、早治愈是最佳选择。那谁应该进行肺癌的预防和筛查呢？筛查的最佳起始和终止年龄是什么时候呢？

● 筛查对象

①年龄 40 岁以上的男性和女性；

②每天吸烟 20 支以上，吸烟 20 年以上者；

③有害有毒职业接触史 10 年以上者；

④有癌症家族史者；

⑤患者慢性呼吸系统疾病患者、痰中带血者。

● 筛查最佳起始和终止年龄

①一般人群的筛查起始年龄可定在 40 ~ 45 岁；

②肺癌职业性和非职业性高发人群的起始年龄定在 35 ~ 40 岁；

③> 75 岁作为筛查的终止年龄。

肺癌的早期诊断

肺癌的早期诊断包括影像学检查、肿瘤标志物、病理诊断等，重点是各种影像学检查，病理学诊断能告知医生肺癌明确的病理类型，有助于选择恰当的治疗方案。

◎ 肺癌诊断方法有哪些?

肺癌的诊断需要用到多种技术和设备，各种结果相互验证，最终确诊是否罹患肺癌，并进行分期分型。常用的检测方法包括病理学、影像学和分子检测等。

- 病理学检测　病理结果主要用于明确病变性质，病变部位是否含有癌细胞。常用的检测样本有痰、胸水，纤维支气管镜或纵隔镜灌洗液或刮取组织，以及穿刺样本。痰液和胸水细胞学，主要用于肺癌的初步定性，而穿刺样本、纤维支气管镜取材样本，是进一步明确诊断，而手术大组织病理是肺癌最终确诊的证据。

- 影像学检测　影像学结果主要用于明确病变组织的具体位置，和周围组织血管等关系，以及有无转移。常用的检测方法有 CT 扫描、核磁、PET-CT 和骨扫描成像。

- 基因检测　现在临床常见的基因检测有 EGFR 突变检测、ALK 和 ROS1 易位检测等，检测结果可指导临床治疗。

- 检测技术　肺癌初诊过程中常用到的操作技术有经皮肺穿刺术、胸水引流术、开胸探查术等。

◉ 肺癌筛查方法有哪些？

目前筛查肺癌最好的检查就是低剂量 CT 检查。螺旋 CT 可发现 0.1 ~ 0.5cm 的小结节，能够精确显示肺内小结节的细微结构和边缘特征。现体检常用的胸片（即 X 线扫描）只能发现一些比较大或者位于周边的肺癌，小的肺结节和纵隔组织重叠，常规胸片检查无法发现。

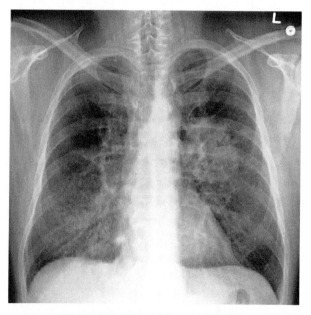

胸片发现的肺癌（红色箭头所示肺部包块）

◉ 肺部肿块是越大越危险吗？

不是。

肺部的肿块危险程度和大小不成比例，与其病理分型、临床分期以及与周围脏器的关系等都有关。恶性肿瘤的危险性主要和肿瘤分期有关，肿块大小是分期的一个因素，在同样条件下，肿瘤越大越危险。

通过 CT 检查能够鉴别肺部结节（肿块）是良性还是恶性吗？

对于肺部比较大的肿块或者有典型特征的肿块，有经验的医生通过 CT 等影像检查判断良恶性可以达到较高的准确率。最准确的诊断还是取得组织做病理检查。

◎ 做了肺部 CT 检查还需要做纤维支气管镜检查吗？

纤维支气管镜，常简称为纤支镜，是肺癌检查中的一项常规检查，用于确定肿瘤在支气管的具体位置，刮取病变组织进行病理检查确诊，这是 CT 无法替代的。某些靠近周边的肿块若已经确定行手术治疗，此时做纤支镜意义不大。对于靠近中间的肿块，纤支镜检查意义大，可以指导手术切除范围，确定是否需要行支气管袖状成型，若是小细胞肺癌，可能需要改变原有的治疗策略，先行辅助治疗后再考

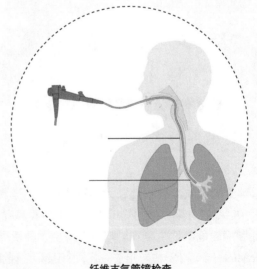

纤维支气管镜检查

虑手术。对于无法手术的病例，需要取得组织细胞学诊断指导进一步治疗，纤支镜检查可以作为一种选择，此时胸部 CT 检查无法替代。

◎ 肺癌患者为什么要做颈部彩超检查？

　　肺癌患者颈部彩超检测可以辅助诊断患者是否存在颈部和锁骨上区淋巴结转移。

◎ 什么是 PET-CT？肺癌患者为什么要做 PET-CT？

　　PET 是指正电子发射断层显像，它把代谢物质葡萄糖和发出放射线的放射性同位素相结合做成药剂注射到受检人体内，等到药物分布到全身时成像。由于恶性肿瘤增殖迅速，葡萄糖消耗多，所以放射性药剂的聚集也多，因此可被仪器检测显像。PET能诊断出恶性肿瘤是否存在，但照出脏器的形态就要靠 CT。PET-CT 就是结合两者优点，PET 和 CT 的两种图像可以进行配准与重叠结合，生成融合图像，对病变进行诊断和定位。

　　肺癌患者做 PET-CT 有重要意义，治疗前可以确定分期并在一定程度上定性，从而选择最佳治疗方案，治疗中或治疗后有助于判断效果。

◎ 肺癌相关肿瘤标志物有哪些？异常就一定是肺癌吗？

　　非小细胞肺癌（主要是鳞状细胞癌、腺癌及腺鳞混合性癌等）的相关标志物主要有：CEA、Cyfra21-1、CA125、CA153、TPA 及 SCC-Ag（鳞状细胞癌抗原）。

小细胞癌（以燕麦细胞癌较为多见，而且恶性程度高，预后较差）相关标志物主要有：NSE、ProGR、CA125、Cyfra21-1、CA153。

这些肿瘤标志物的特异性较差，临床一般用于肺癌预后和治疗反应监测。多种因素会导致这些指标的异常，肺癌相关指标异常仅作为肺癌诊断的一个辅助证据，需要进一步排查。

◎ 肺部结节（肿块）穿刺活检是什么？

肺部穿刺活检术是一种诊断肺部结节或肿块性质的手段。利用影像（最用 CT）引导，用细针穿入肿块或结节内部取出部分组织送病理检查或脱落细胞检查，从而达到诊断的目的。

◎ 肺部结节（肿块）穿刺细胞学检查结果阴性一定不是肺癌吗？

肺部穿刺细胞学检查结果阴性也不能排除肺癌，这和穿刺技巧、取材部位、肿块有无坏死等多种因素都有关，肺癌的最终诊断一般是依据手术后大组织病理结果判定。

◎ 哪些肺癌患者应该做基因检测？

靶向治疗是目前治疗晚期肺癌有效的治疗手段，但并不是所有肺癌患者都适用靶向治疗，进行基因检测的目的是为了筛选适合分子靶向治疗的患者。

并不是所有肺癌都推荐做基因检测，对于小细胞肺癌（SCLC）目前临床没有对应的靶向药物，一般不在第一时间推荐基因检测。而对于肺腺癌患者，尤其是不吸烟的，目前的指南是推荐尽快进行基因检测，因为在这类患者里面 EGFR、ALK 和 ROS1 基因突变概率很高，有相应的靶向药物可以使用。

目前基因检测的目的是为了筛选靶向治疗患者，对于不准备接受靶向治疗的患者，进行基因检测的意义不大。

◎ 确诊肺癌后还需要完善什么检查？

确诊肺癌后最主要的事情是选择合适的治疗方案，因此需要明确几个问题，如肺癌的大小及位置，有无转移，身体状况如何等，进行临床分期。

● 胸部增强 CT 可以确定肺癌的具体位置，大小以及和周围组织的关系，判断是否有无肺内转移及肺门纵隔淋巴结转移，评估是否可以手术切除。

● PET-CT 判断有无转移，指导临床分期，从而指导选择治疗方案，PET-CT 因机器设备昂贵，在很多医院没有开展，加上检查费用高，全自费，所以普及率不高，并没有常规要求。因为肺癌除了肺内转移外最常见的转移部位是脑、骨、肾上腺，因此没有做 PET-CT 检查的患者可以选择几个组合检查代替，包括头颅 MRI 或 CT，腹部彩超或 CT，ECT。

发现肺部转移癌怎么办?

一旦发现肺部转移癌，不仅肺部肿瘤值得重视，关键是要发现原发性癌灶，有些容易明确，有些很隐匿，甚至需要做一些全身性的筛查检查，费用比较昂贵。

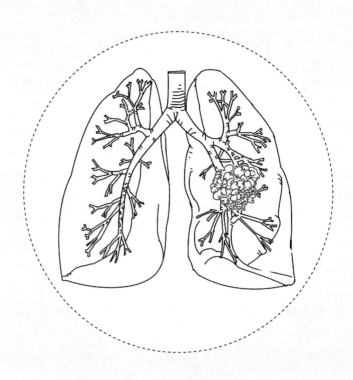

◎ 肺部转移癌有什么表现?

肺转移癌症状轻重与原发肿瘤的组织类型、转移途径、受累范围有密切关系。

早期呼吸道症状较轻或无。

因转移部位的不同而表现出不同症状：如果转

移发生在肺间质，为孤立性结节时，常无临床症状；肺部病变广泛，如果转移灶位于支气管内膜则可出现干咳、痰血和呼吸困难；如果有肋骨转移者，会出现胸痛；如果支气管黏膜受侵犯或绒膜癌肺转移，可出现咯血；当转移瘤较大侵及或压迫相应组织器官时，会出现咳嗽、痰中带血丝、胸痛、胸闷、气急、声音嘶哑等症状。

◎ 肺部转移癌需要做哪些部位的检查？

肺部移癌除了需要对肺上转移病灶位置、数量等情况进行了解外，还需要明确原发肿瘤是否复发，除了肺脏是否有其他脏器转移。因此需要根据原发肿瘤的位置性质及转移特性制定检查方案。

◎ 肺部肿块做穿刺活检阴性怎么办？

肺部肿块做穿刺阴性并不能排除恶性肿瘤，因此可以选择以下方案：

● 评估手术切除活检的利弊，决定是否行手术。

● PET–CT 检查，若考虑恶性，患者不适合手术切除活检，建议再次穿刺；若考虑良性，建议定期随访。

肺癌的分期

肺癌的分期是治疗决策选择的重要参考依据。医生会根据肿瘤在你身体里的进展情况，选择最合适你的治疗方案。

◎ 肺癌怎么分期？

根据在癌细胞的形态学特点不同，肺癌主要可分为两大类：非小细胞肺癌和小细胞肺癌。两类肺癌的分期略有不同：

非小细胞肺癌分期的是 TNM 分期系统，T 代表原发肿瘤，N 代表局部淋巴结转移，M 代表转移，综合这三方面的信息来判断肿瘤的期别。原发肿瘤 ≤2cm、未突破肺膜、无区域淋巴结转移的可以称为早期肺癌，即 Tx（x 根据肿瘤大小和肺内是否有结节而不同）；一旦肿瘤侵及胸膜或出现肺内或肺门淋巴结转移，则可以称之为"早中期肺癌"，Nx（x 根据有无淋巴结转移和转移淋巴结的位置从 0～3 变化）；如果纵隔淋巴结有了转移或肿瘤侵犯了胸壁、膈肌、心包等结构，则称之为"局部晚期肺癌"；而一旦出现了远处转移如骨、脑、肾上腺等，则称为"晚期肺癌"，即 Mx（x 根据有无远处转移，为 0 或 1）。

小细胞肺癌也可以按 TNM 进行分期，但是由于它具有进展快、扩散转移早的特点，临床上更多采用的是二分期系统，即将小细胞肺癌分为局限期和广泛期。局限期小细胞肺癌的特点是肿瘤局限于一侧胸腔内，包括有锁骨上或前斜角肌淋巴结转移，而超出以上范围的则为广泛期。

◎ 肺癌为什么要先分期后治疗？

根据美国国家综合癌症网络（NCCN）指南：不同分期患者肺癌的治疗方法是不一样的，如果一开始就错了，那治疗的效果就大打折扣了。比如一个早期的患者，第一治疗没选择手术，而是选择了化疗或放疗，甚至中医治疗或者观察，一旦肿瘤进展了，再手术就晚了；或者一个晚期的患者一开始就选择手术而不是化疗或放疗，那么根本达不到治疗的效果。就像我们炒个菜，先放什么，后放什么，火候还要掌握，肿瘤的治疗比炒菜还要复杂，而且没有改的机会。有句老话说得好"磨刀不误砍柴工"。那么这么多方法怎么选呢？关键是看发现的时候肺癌处在哪一个分期。

【医生提醒】

★ 肺癌不同的分期，提示疾病不同的严重程度；分期越早，治疗效果越好。因此，早期诊断尤为重要。

★ 然而，临床上达到早期诊断的人群较少，大约 2/3 的肺癌患者确诊时就已经处于中晚期。不少人会觉得不可思议，为何？因为在肺癌早期，咳嗽、胸痛等症状不明显，大家都将其误认为是"普通感冒""支气管炎"等感染，吃点消炎药就好了，有些甚至无症状，因此造成了疾病的拖延，后悔莫及。

★ 在此建议：长期大量吸烟（20 支 / 天，吸烟 20 年以上）的中老年人群，尤其是家族中有多位直系亲属罹患癌症的人群，都是肺癌高危人群，需要提高癌症筛查意识。

★ 胸部正侧位平片能显示靠近肺外周且较大的结节，但无法显示出隐蔽的肺癌结节（如靠近肋膈角、纵隔等），从而造成漏诊。目前肺癌的早期筛查主张高分辨率低剂量螺旋 CT，而且这种检查的射线剂量对人体是没有伤害的。

肿瘤防治科普丛书——胸部肿瘤

33

肺癌的规范治疗

当前，癌症并非不治之症，而是一种慢性疾病，不过治疗一定要规范，要到正规医院进行治疗，不要听信祖传秘方和小广告。

◎ 肺癌主要治疗方式是什么？

肺癌的主要治疗方法有手术、放射治疗（即放疗）、化学药物治疗（即化疗）、靶向药物治疗等等。除我们熟知的治疗方式外，以针对 PD-1 和 PD-L1 的免疫治疗和 CAR-T 细胞治疗在肺癌的治疗中显示出良好的前景，而且肺癌临床治疗多联合多种治疗方式以取得最好获益。

【医生提醒】
多学科综合治疗并不是把这几种方法简单地叠加，应该是多学科治疗组根据患者的具体情况为患者选择一个正规的、合理的治疗方案，对个别患者还可以选择个体化的治疗方案。

◎ 不同类型的肺癌具体治疗方式有什么不同吗？

不同类型的肺癌的生长和扩散方式不同，治疗方法也明显不同。

早期非小细胞肺癌的治疗以手术为主，配以化疗和放射治疗，晚期患者主要接受化疗和放疗的联合治疗法，对于存在 EGFR 突变、ALK 或 ROS1 的患者，现在一线治疗推荐分子靶向治疗。

小细胞肺癌，以化疗为主，配合放射治疗，在临床试验中 PD-1 和 PD-L1 抗体的免疫治疗对该类肺癌取得不错的治疗效果。

◎ 肺癌手术治疗的目的是什么？

根据临床治疗方案，肺癌手术目的有以下几种：

● 完全切除肺癌原发病灶及转移淋巴结，达到临床治愈。

● 减瘤手术，切除肿瘤的绝大部分，为其他治疗创造有利条件。

● 减状手术，适合于少数患者，如难治性胸膜腔和心包积液，通过切除胸膜和心包种植结节，切除部分心包和胸膜，治愈或缓解心包和胸膜腔积液导致的临床症状，延长生命或改善生活质量。

◎ 所有肺癌都需要手术治疗吗？

并非所有的肺癌患者都需要进行手术治疗。

对于Ⅰ期、Ⅱ期及部分Ⅲa期非小细胞肺癌推荐以手术为主的多种治疗方式，而对于Ⅰ期的小细胞肺癌，目前国内外的指南推荐进行手术治疗。

对于Ⅲb和Ⅳ期的肺癌推荐以化疗和放疗为主。

总之，手术不是肺癌的唯一治疗手段，不同分期、基础情况不同的肺癌患者，医生会选用不同的综合治疗策略，为患者争取更长的生存时间，更高的生活质量。

◎ 什么样的肺癌患者适合手术治疗？

手术切除是肺癌的主要治疗手段，Ⅰ、Ⅱ期、部分Ⅲa期非小细胞肺癌以及部分局限期小细胞肺癌患者适合手术治疗。随着新辅助治疗的不断完善和进展，部分分期偏晚的非小细胞肺癌在新辅助治疗后得到缓解，再经手术治疗也能得到不错的疗效。

◎ 肺癌手术治疗后还会复发吗？

不同病理分型、临床分期的肺癌术后复发几率不同。

肿瘤细胞进入到组织间的毛细血管和淋巴管时，肿瘤细胞可随血液循环及淋巴循环向远处的淋巴结或器官种植生长。癌细胞存在于血管、淋巴管内可构成转移，肉眼不能看见称之为微转移。由此可见，肺癌术后有复发的可能，但是其复发几率还是相对很低的。术后患者应注意复查，及时实施治疗措施，早发现早治疗，尽量降低其复发的几率。

◎ 肺癌术后复发的患者还能再次接受手术治疗吗？

肺癌手术后一旦复发，能否手术取决于患者及病灶两方面。若为术后2年以上复发的局限性病灶，如果患者身体状况良好（PS评分：0～1分），各器官功能能够耐受手术者，可进行手术治疗，能改善生活治疗及预后。反之，短期内复发的多发病灶者，体力活动状态差的患者，不宜手术治疗。

◎ 肺癌患者术后有哪些注意事项？

目前手术外科主张术后快速康复，目的是减少术后应激反应，减少并发症。快速康复的理念与有些患者的想法是相悖的，有些患者甚至拒绝配合治疗，增加了发生并发症的风险。

因此，我们主张肺癌术后早期拔除有创管道、早期呼吸功能锻炼、早期进食、早期下地活动等，患者早期肺功能锻炼能增加肺顺应性、减少胸腔积气积液、改善排痰及增加肺活量；早期下床活动是在不影响患者病情的情况下越早越好，活动量、锻炼强度及时间应根据患者的耐受力和耐受程度而定。除此以外：

- 以前吸烟的患者，一定要戒烟，戒烟后有助于提高治疗效果。
- 按照医生要求定期到医院复查。
- 根据治疗方案，按时、足量完成术后的辅助化疗和放疗。
- 适度锻炼、循序渐进，保证营养供应，以蔬菜、水果为主，高蛋白饮食，每顿要吃一点，但不宜多。

【患者误区】
我经历了手术后身体虚弱，需要卧床静养，为什么要让我那么早就下地活动，我不能配合医生。

◎ 肺癌手术以后出现胸壁麻木、疼痛怎么办？

部分患者肺癌术后会出现胸壁麻木或疼痛，是由于神经损伤、局部炎性渗出、组织愈合、瘢痕修复等原因造成，对症治疗后能控制，且症状会随时间延长逐渐减轻、甚至消失，这属于术后正常的表现，无需紧张。目前肺癌手术多采用微创技术，也就是在胸腔镜下完成的肺叶切除手术，相比传统开胸手术，其切口小，对机体的损伤也小很多，所以恢复快。

【医生提醒】
微创，不是无创，有切口就会有损伤，疼痛、麻木感都会产生，只是比起传统手术来说，它的损伤非常小，而且随着时间的推移，麻木感会减轻并消退。

◎ 肺癌都需要进行放、化疗吗?

不是所有肺癌都要进行放化疗，这个问题就如"不是所有的犯人都必须执行死刑"，它需要根据犯人所做的罪行来仲裁。肺癌的化疗也需要对它进行"量刑"，专业上讲就是"个体化治疗"，根据不同患者选择的方案不同，在选择晚期肺癌化疗方案时，我们必须考虑以下因素：

- 肿瘤分期；
- 病理类型；
- 患者的体质状态；
- 基础疾病；
- 患者对毒副作用可能的耐受情况；
- 经济情况。在选择化疗方案时针对每个患者制定个体化方案，以提高化疗疗效，并最大限度减轻毒性。

放疗可以作为无法手术切除的局部控制治疗，其通过放射线照射肿瘤细胞破坏其 DNA 结构而达到效果。放疗是肺癌综合治疗的一部分，包括立体定向放疗、TOMO、瑞普达（RapidArc）、射波刀等。对于早中期肺癌、高龄且不能耐受手术的患者，也可行放疗控制肿瘤。

◎ 手术后为什么要做放疗和（或）化疗？

手术只是切除全部或部分视觉可见的病变组织，而对于可能的残留肿瘤组织和看不见的肿瘤细胞则需要用化疗和（或）放疗来进行清除。实践证明，对于中期及局部晚期肺癌，以及部分早期非小细胞肺癌术后进行辅助化疗或放疗能够显著提高患者的生存期，所以术后采取合适的放疗和化疗可使患者获益最大。

◎ 什么是新辅助放化疗和辅助放化疗？

新辅助放化疗是指在手术前所做的全身化疗或放疗，目的是使肿块缩小、尽早杀灭看不见的转移细胞，以利于后续的手术等治疗。适用于肿瘤分期中偏晚的患者，也就是我们所说的局部晚期患者（肿瘤在局部生长较大或者有组织侵犯、区域淋巴结转移，但仍未发生远处脏器的扩散），仍有手术切除机会，此时通过新辅助化放疗，肿瘤缩小、降期、肿瘤与周围正常组织的界限变得清晰，则有利于手术，甚至完整切除。而对于早期肿瘤患者通常可以通过局部治疗方案治愈，并不需要做新辅助化放疗。而对于中晚期肿瘤患者由于失去了根治肿瘤的机会，通常也不采用新辅助化放疗的方法。

至于辅助放化疗，是指手术后的辅助性治疗，简单理解就是手术后的"巩固治疗"。对于肿瘤较大于或术后病理活检报告提示有局部浸润、区域淋巴结有转移或者说肿瘤的恶性程度高的患者，术后就需要辅助放化疗，它可以消灭可能残存的微小转移病灶，减少肿瘤复发和转移的机会，提高治愈率，最终达到"1+1>2"的效果。

◎ 什么是根治性放疗？什么是姑息性放疗？它们有何联系？

根治性放疗是指应用肿瘤致死量的射线，全部消灭恶性肿瘤的原发和转移病灶。主要适用于对放射线敏感或中度敏感的肿瘤。

姑息性放疗是指以解除晚期恶性肿瘤患者痛苦、改善症状及延长其生命为目的的放射治疗。临床上又分为高度姑息和低度姑息两种。高度姑息治疗用于一般状况尚好的患者，所给剂量为根治量或接近根治量。低度姑息治疗用于一般状况较差或病已到晚期，只希望起到减轻痛苦作用的患者，剂量仅为根治量的1/2或1/3。姑息性放疗有以下作用：

● 缓解疼痛：肺癌骨转移及软组织浸润等可引起较剧烈的疼痛；

● 缓解压迫症状：如肺癌引起的上腔静脉综合征、肺癌脑转移病变所致的脑神经症状等；

● 控制远处转移灶的发展：如肺癌的颈部淋巴结转移等。

当然，所谓根治性与姑息性放疗是相对的，不能一概而论，根治性放疗有时可能起不到根治的效果，而姑息性放疗有时却可获得意想不到的治愈性效果。

◎ 什么是靶向治疗？

靶向治疗就是采用靶向药物的治疗，靶向药物只对含有某种特定基因突变的肺癌患者有效，如同"精确制导炸弹锁定目标"。靶向治疗是过去10年里肺癌治疗最大的突破，与传统的化疗相比，靶向

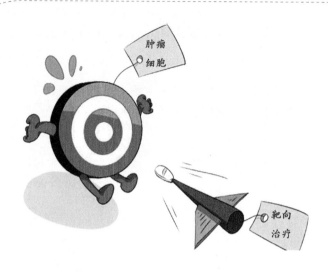

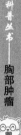

治疗优势在于副作用小，可以口服，生活质量高且平均生存时间也会延长。

靶向治疗不适合所有人，它只对含有靶向药物靶点的患者有效，所以选择靶向治疗前一定要进行基因检测，明确癌细胞的基因突变类型。目前临床常用的肺癌靶向药物有：针对EGFR突变的靶向药物、针对ALK融合的靶向药物和针对ROS1融合的靶向药物。

◎ 哪些肺癌患者适合分子靶向治疗？

肺癌分子靶向治疗目前比较成熟的是EGFR靶向药物，VEGFR靶向药物、ALK和ROS1靶向药物。使用靶向药物的前提是，患者的肿瘤细胞必须携带相应的敏感突变的靶点。

对于早期已经手术切除的非小细胞肺癌患者，根据国际最新的治疗标准，靶向治疗和化疗是辅助治疗的重要方案。合理地使用化疗和分子靶向治疗是晚期非小细胞肺癌生存获益的基础。

◎ 晚期无法手术的肺癌如何治疗？

● 化学治疗

化疗是晚期肺癌治疗的主要方法，既可单独使用，也可作为综合治疗的重要措施。

● 放射治疗

通过放疗，可以运用放射线将恶性肿瘤的原发和转移病灶消灭，以达到控制肿瘤，减轻患者痛苦、改善症状及延长其生命的目的。

● 靶向治疗

通过特定的靶向药物特异性地针对肿瘤的靶点，使肿瘤细胞特异性死亡，而不会波及肿瘤周围的正常组织细胞，具有疗效好、副作用低的特点，但后期仍会产生耐药，需要定期检出基因突变情况，及时调整治疗方案。

● 中医治疗

中医药对肺癌的治疗目前尚无循证医学的证据，但是中医可以扶正治疗，另外也可以对症处理，减轻症状，提高生活质量。

● 食疗支持方法

食疗的目的是加强营养和供给要素饮食。

肺癌的治疗就如同"一场持久战、消耗战"，患者在手术、化疗、放疗等整个治疗周期中会出现营养摄入减少、消耗增加、且营养素的摄入不均衡，这都影响患者的康复。

要素饮食是指一种化学组成明确的精制食物，含有人体所必需的易于消化吸收的营养成分，与水混合后可以形成溶液或较为稳定的悬浮液。它能改善患者营养状况，达到治疗及辅助治疗的目的。

【患者误区】

★ 大众相信鸡肉、海鲜、牛肉等食物是属于"发物"，会影响术后伤口的愈合，甚至加重病情。所以术后长时间偏食或者选择素食，结果造成热量、优质蛋白质摄入不足，反而造成免疫力持续下降，增加了患者感染机会，不利于术后的治疗。

★ 很多肿瘤患者往往迷信补药能增加患者的抵抗力、促进术后恢复。事实上，夸大食物的功效，过度依赖这些"补品"，反而会造成营养的失衡，合理搭配的营养膳食才是促进术后恢复所必需的。

肺部转移癌如何治疗

肺部转移癌的治疗不同于原发性肺癌。不仅肺部转移癌是医生关注的目标，更重要的是治疗原发癌灶，有时在积极治疗原发癌灶后，肺部转移癌就可以消失。

◎ 肺部转移癌的主要原发病灶有哪些?

肺转移癌是指原发于其他部位的恶性肿瘤经血液或淋巴液转移到肺形成的肿瘤。20% ~ 30% 恶性肿瘤患者中，会发生肺转移，肺部转移癌的原发肿瘤多来自乳腺、骨骼、消化道和泌尿生殖系统。

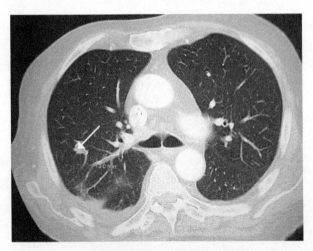

CT 所示肺部转移癌（白色箭头所示）

◎ 所有肺部转移癌都能找到原发灶吗?

肺转移瘤发生的时间长短不一，部分肺转移瘤比原发肿瘤出现得更早，因此，当发现肺转移瘤时，不一定能发现原发病灶。

◎ 肺部转移癌可以手术切除吗？

肺转移瘤多为两肺多发性病灶，大小不一，密度均匀。目前尚无有效的治疗方法。只要患者能耐受开胸和肺切除术，肺内单个转移病灶可考虑外科手术治疗。手术具体指征：

● 原发病灶已切除或疾病得到完全控制。

● 原发疾病病理组织类型明确。

● 转移灶局限于肺内，而无肺外转移。

● 病灶能够完全切除。

● 病灶完全切除后残余肺功能正常。

手术时还应考虑其他因素，如原发肿瘤为肾细胞癌、纤维肉瘤等，应积极手术，转移瘤切除术后5年生存率较高。原发肿瘤切除或治愈到肺转移癌的出现时间间隔越长，肺转移癌治疗效果越好。肺转移癌术后再复发仍可再次手术。

◎ 不能手术的肺转移癌该如何治疗？

对于双肺或者多发转移瘤不主张手术，可以根据原发灶组织学类型采用全身化疗、靶向治疗、免疫治疗为主的综合治疗。

肺癌手术患者的康复管理

肺癌手术后的康复管理，一方面是身体机能的恢复，另一方面是随访，了解有无复发。你应该以乐观豁达的心情面对肺癌，毕竟当前癌症已经成为一种慢性病。

◎ 肺癌患者术后需要做什么？

肺癌患者术后，需要注意的重要事项有：

● 以乐观豁达的态度看待肺癌

你应该保持良好的心态。

如果把肺癌作为一种绝症，往往在心理和精神上对患者造成很大的打击，大多数患者出现极度焦虑、悲观和失望，整日闷闷不乐、忧心忡忡，对治疗毫无信心，这种忧虑、恐惧的精神因素会极大地削弱机体的免疫功能，致使激素分泌失调，影响疾病的治疗和机体的康复。

因此，要鼓励患者放下思想包袱，吃好、睡好，相信现代医学，树立战胜肺癌的信心，增强自身抵抗力，积极配合治疗，争取最好的预后。

● 注意术后饮食

手术后肺癌患者宜注意营养，可选用牛奶、鸡蛋、瘦肉、动物肝脏、豆制品、新鲜的蔬菜水果等，可以尽量增加患者的进食量和进食次数。肺癌患者不要吸烟，不要喝酒，应忌腥、油腻食物，禁忌辛辣和酒等刺激性食物，不吃过冷或过热的食物。

● 注意早期活动

注意早期床上活动，可鼓励患者经常坐起，在床上进行上肢及下肢的伸展屈曲动作，术后第1天开始做术侧肩臂的主动运动。术后拔除胸腔引流管后，可尽早下床在室内活动，以床边活动——离床活动（如厕）——出病室活动（上下楼梯）为序，以后循序渐进，逐渐增加活动量、时间、范围，后期可适度到户外活动，呼吸新鲜空气。

● 其他需要注意的事项

术后遵从医生的医嘱，协助医生制定下一步治疗方案，按时足量完成后期治疗；定期随访检查，与主治医师沟通自己的治疗反应。

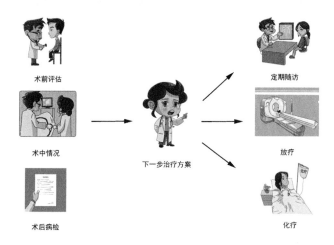

术前评估

术中情况

术后病检

下一步治疗方案

定期随访

放疗

化疗

◎ 肺癌做完手术还会复发吗？

任何一种恶性肿瘤都有复发可能。肺癌患者术后体内仍可能存在肉眼不可见的微小病灶，这些病灶可能并不在手术切除区域范围内，因此肺癌术后定期的复查和辅助治疗（放、化疗）尤为重要。

◎ 肺癌术后患者多久复查一次？

对于肺癌术后患者而言，术后 2 年内每 3～6 个月复查 1 次，2～5 年内每 6 个月复查 1 次，5 年后每年复查1次。术后复查虽不能阻止肿瘤的转移，却能早日发现肿瘤，尽早采取治疗措施，这对于延长患者生存期和减轻患者痛苦具有重要意义。

◎ 肺癌患者术后需要复查的项目有哪些？

肺癌术后复查是为了全面的监测和评估肺癌患者术后的复发转移情况。复查部位应包括肺部及其他易发生肺癌转移的部位，复查项目主要有：血生化检查、血肿瘤标志物检查、胸部CT、头颅CT、腹部彩超和全身骨扫描（ECT）等。

- 血生化和血肿瘤标志物检查：对肿瘤复发转移有预警和评估作用。
- 胸部CT：评估患者术后肺部情况及肺部有无新发肿瘤，转移肿瘤，有无胸内无淋巴结转移等。
- 头颅CT：评估患者头部有无肿瘤转移。
- 腹部彩超：评估患者腹腔脏器有无肿瘤转移。
- 全身骨扫描（ECT）：评估患者有无骨转移。

血生化

肿瘤标志物

腹部彩超

全身骨扫描
（ECT）

胸部CT
头部CT

◎ 肺癌术后患者如何随访?

每次随访的内容包括:

● 详细了解病史:有无新发的胸痛、血痰、呼吸困难、体重减轻或骨痛等;

● 详细的体格检查;

● 一些必要的辅助检查:血肿瘤标记物、腹部彩超、胸部 CT、头颅 MRI、ECT 等检查。患者术后应按医生建议定期行胸部 CT 复查,有助于发现肺部微小病灶转移。

一旦查到有问题,就要及时治疗。术后需要进行辅助化疗的患者,每次化疗期间都要常规进行一些检查,这些检查有助于评估当前治疗的效果,如果发现了复发,就能及时有效处理。

◎ 肺癌患者术后如何进行心理康复指导?

大部分患者得知自己患肺癌后,往往无法直面癌症,对死亡感到恐惧,担心家庭经济承受能力。并且,由于由健康人突然转变为癌症患者,势必对社会生活中的人际关系产生影响,这些都会对患者造成严重的心理负担。

其实,肺癌本身并没有想象中的那么可怕,保持一颗积极的心态和稳定的情绪对肺癌的康复至关重要。情绪的变化与疾病的产生往往密切相关,要勇敢面对现实,积极面对疾病,树立生活信心,保持乐观愉快的心境,只有这样,我们的身体才真正有与病魔抗争的能力。如果患者不能通过自身调节,建议咨询专业的心理医师进行诊治。

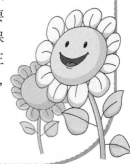

◎ 肺癌患者术后如何进行饮食营养指导？

患者麻醉清醒 6 小时后可饮少量温开水，术后第一日可给予清流质（如汤），如患者未感不适可逐渐过渡到半流质（如稀饭）、再慢慢过渡到软食以及普食。术后饮食要以清淡、细软、易消化吸收为宜。尽量选用高蛋白、高维生素、粗纤维类食物，少食高脂肪，尤其油腻、油炸食物，多食蔬菜、水果。

【医生提醒】
营养和饮食对于癌症患者的康复非常重要，对于癌症患者的营养支持，请咨询肿瘤专科医师和临床营养师的意见，不要盲目相信民间的各种传言和偏方。

◎ 肺部手术术前如何进行呼吸道准备？

- 坚决戒烟且避免探视及陪护者吸烟。
- 注意保暖，防止呼吸道感染。对合并有慢性支气管炎、肺气肿或肺部感染的患者，进行有效的抗感染治疗。
- 锻炼心肺功能。对于肺功能较差者，指导患者徒步登楼梯、吹气球，练习腹式呼吸及缩唇式呼吸。
- 指导患者有效咳痰。方法：深吸气，屏住气然后腹部用力将痰从深部咳出。

◎ 肺癌术后如何进行功能康复锻炼？

肺癌术后患者肺功能必定受到一定影响，术后应坚持做深呼吸训练。引流管拔管前可坐起，做适

术后康复训练

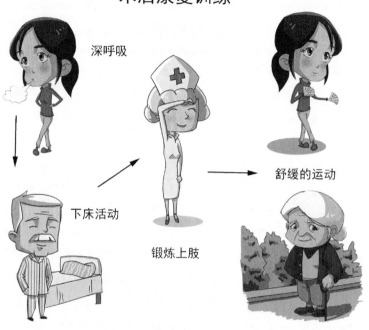

深呼吸

下床活动

锻炼上肢

舒缓的运动

当的肢体运动。引流管拔除后可下床活动，要有意识地活动患侧上肢，锻炼胸大肌，活动时宜循序渐进，以不感疲劳为宜。患者出院后，根据喜好选择合适舒缓的运动方式，如散步、太极拳等。

肺癌放化疗患者的康复管理

放化疗一方面会杀灭癌症，另一方面也会杀灭正常组织和细胞，让你的身体出现一些不适。放疗后的康复管理能帮助你控制不适，调整状态，适应放疗，抗击疾病。

◎ **常见放化疗的副作用有哪些?**

肺癌常见的放化疗副作用有：

● 肺癌放疗常见的副作用有放射性肺炎、发热、白细胞或血小板降低、局部皮肤灼伤等。

● 肺癌化疗常见的副作用有恶心呕吐、白细胞或血小板降低、脱发、乏力和全身酸痛等。

虽然肺癌放化疗有一定副作用，但这些副作用大部分都是可以预防和治疗的。

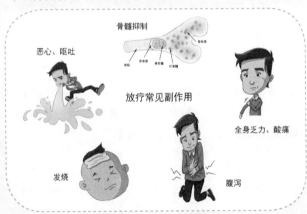

◎ **常见放化疗的副作用如何应对?**

放、化疗过程中常见的恶心、呕吐、腹泻等消化道症状只需对症处理即可，骨髓抑制后血小板或白细胞降低的予以升血小板或升白细胞治疗。放疗过程中穿衣要宽松、柔软，以减少对局部皮肤的摩擦，切勿擅自局部涂抹药膏。

◉ 放化疗肺癌患者如何进行饮食营养指导？

放化疗期间会有胃肠道反应，如食欲减退、恶心呕吐或腹泻等。因此在放化疗期间患者进食宜适量，口味宜清淡，不要加重消化道的负担。加强营养可在化疗反应过程之后进行。食物宜细软、少渣。

对于由于放化疗引起呕吐反应无法正常进食的患者，可咨询肿瘤临床营养师，进行肠内营养或者输入营养液，以保证患者的能量和营养供应。

◉ 未手术的肺癌患者是否需要功能康复锻炼？

肺癌患者特别是老年患者常合并肺部基础疾病，从而有不同程度的肺功能下降，因此即使未经手术的肺癌患者进行一定的肺功能康复锻炼也是十分必要的，有利于肺通气、气道内分泌物的排出等。

◉ 非手术肺癌患者该如何进行功能康复锻炼？

改善呼吸功能离不开呼吸肌的锻炼，可以通过爬楼梯、气功、体操、吹气球、室外活动等改善患者呼吸功能。其中爬楼梯和吹气球是最常用的方法。

①吹气球先深吸一口气，然后对着气球缓慢吹气，直到吹不动为止，要尽量把气吹出。一般每天吹数次，根据患者的身体状况量力而行。

②爬楼梯应避免剧烈运动，速度适宜，呼吸自然。

肺转移癌的康复管理

肺转移癌的康复管理在随访期间，不仅要观察肺部转移癌的情况，如果发现有原发病灶，还要观察原发癌灶的情况。

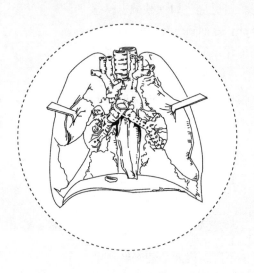

◎ 未发现原发病灶的肺部转移癌多久复查一次?

肺部转移癌通常是恶性肿瘤的晚期表现。常见的原发肿瘤通常来源于消化系统、泌尿系统、生殖系统、甲状腺、乳腺、骨等。少数患者在查出原发性肿瘤之前先发现肺部转移癌，有时由于客观条件受限而不能明确原发病灶则称为未发现原发病灶的肺部转移癌。由于属于肿瘤晚期，病情可能进展较快、生存期短，故应 1～3 个月复查一次，密切关注患者病情进展情况以便及时干预及对症治疗。

肺部转移癌术后复查的项目是什么？

肺转移性肿瘤常为多发性，多数人因肺部肿瘤广泛存在而失去手术机会。但少数患者为单个转移瘤或肿瘤较局限，在原发肿瘤得到控制的情况下可以考虑手术，术后 5 年生存率可以达到 20% ~ 30%。术后除了原发病灶的跟踪复查以外，还要定期复查胸部 CT、肿瘤标志物等，如有复发 CT 可以清楚地显示肺野中 1cm 以上的肿块。而胸部 X 线平片分辨率较低，容易漏诊，痰细胞学及支气管镜检查对诊断帮助不大，故不推荐。

已经治疗原发灶的肺部转移癌多久复查一次？

经治疗后如原发病灶及肺部转移癌得到有效控制，可以 3 ~ 6 个月复查一次。如肿瘤尚未得到有效控制则建议 1 ~ 3 个月复查一次。

已经治疗原发灶的肺部转移癌复查的项目是什么？

可以定期复查肺部 CT 或磁共振，其分辨率较高能够发现较小病变并有效评估病情，同时应警惕其他脏器的肿瘤转移可能，如脑转移瘤、肝转移瘤、骨转移瘤等。

【医生提醒】
早期发现复发转移病灶，及时干预治疗，能大大减轻患者痛苦，提高患者生活质量。

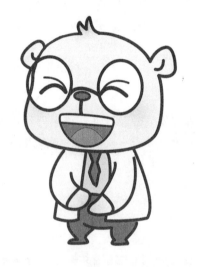

2

食管癌篇

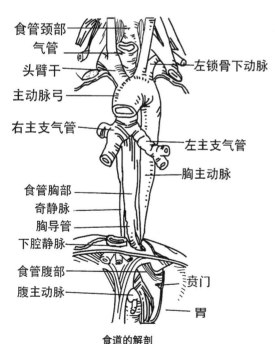

食管颈部
气管
头臂干
主动脉弓
右主支气管
左锁骨下动脉
左主支气管
胸主动脉
食管胸部
奇静脉
胸导管
下腔静脉
食管腹部
腹主动脉
贲门
胃

食道的解剖

食管又称为食道，顾名思义就是输送食物的通道，它是消化管道的一部分，上接咽，下通胃，中间紧贴脊柱。

食管位于什么位置?

食管的上端与咽（就在我们的喉结部位）的下端相连接，并沿脊柱的前方下行，食管依其所在位置，分为颈、胸、腹三部分，约1/6位于颈部，约2/3位于胸部，至第10胸椎平面穿过膈肌进入腹腔1～4厘米（约1/6）后与胃的贲门相接。食管绝大部分位于胸腔内，故食管疾病应到胸外科就诊。

认识食道

我们吃进的食物，都要通过食道输送到胃部开始"加工"，食道可以说是消化系统的"传输通道"。

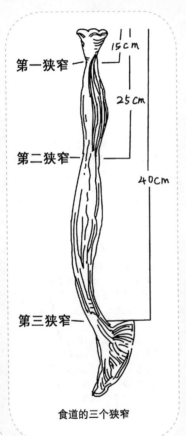

第一狭窄
15cm
25cm
第二狭窄
40cm
第三狭窄

食道的三个狭窄

◎ **食管的外形特点?**

食管还有三个狭窄，第一个狭窄位于环状软骨下缘即食管的入口处，是三个狭窄中最窄的部位，口径约 1.3cm；第二个狭窄为食管在左支气管交叉处；第三个狭窄为食管穿过膈肌的食管裂孔处。食管的三个狭窄的位置是食管腐蚀伤最重的部位，也是食管异物容易停留的部位。食管的长度通常与个体身高或躯干长度呈正比，一般长约 25cm。从门齿到食管入口处的距离约 15 厘米，到贲门约 40 厘米。

◎ **食管有什么功能?**

食管的主要作用是主动地将咽下的饮食运送到胃。食管不仅仅单纯是食物通道，还能够通过食管蠕动使食物充分混合，然后迫使食物经过贲门进入胃。食管的黏膜只能分泌黏液，不能分泌消化酶，不具备消化功能。食管的上食道和下食道括约肌能够防止食物经胃逆流回口腔。

食管分为几段？

分为颈段、胸段、腹段。颈段食管上自下咽，下达胸廓入口即胸骨上切迹水平。胸段食管分为胸上段食管，上起胸廓入口，下至奇静脉弓下缘，内镜下测量距门齿 20 ~ 25cm；胸中段食管上起奇静脉弓下缘，下至下肺静脉下缘，内镜下测量距门齿 25 ~ 30cm；胸下段食管上起下肺静脉下缘，下至食管交界处，内镜下测量距门齿 30 ~ 40cm。腹段食管甚短，位于肝左叶后缘的食管沟内。

食管有哪些常见病？

常见的食管疾病包括：

- 先天性食管疾病，如先天性食管闭锁、先天性食管狭窄；
- 食管功能障碍性疾病，如环咽肌综合征、弥漫性食管痉挛、食管失弛缓症；
- 食管创伤，如食管黏膜损伤、食管穿孔、食管腐蚀伤及狭窄；
- 食管异物；
- 食管炎性疾病，如感染性食管炎、放射性食管炎、反流性食管炎、药源性食管炎、特异性食管炎；
- 食管裂孔疝；
- 食管憩室；
- 食管良性肿瘤，如食管乳头状瘤、食管囊肿、食管平滑肌瘤、食管血管瘤、食管脂肪瘤等；
- 食管癌；
- 食管贲门黏膜撕裂症等。

其中，食管癌是临床上最常见的疾病。

认识和预防食道癌

食道癌是常见的消化系统肿瘤，在我国某些地区和城市，食道癌甚至是当地排名第一的恶性肿瘤，推测与饮食习惯和结构有关。

◎ 什么是食管癌？

食管癌是指发生于食管黏膜上皮的一类恶性肿瘤，古中医称此病为"噎膈"。食管癌是全世界高发恶性肿瘤之一，中国食管癌无论发病人数还是死亡人数均占全世界一半以上，也是一个具有中国特色的恶性肿瘤。中国食管癌发病率及死亡率分别位于各类恶性肿瘤的第五位和第四位。

【知识点】

两类食管癌最为常见：鳞状细胞癌和腺癌，前者癌变常发生在食管内皮细胞，与吸烟、饮酒和热饮食有关，在我国和日本高发；而腺癌癌变细胞常为上皮组织中的腺体细胞，认为与吸烟、肥胖和胃食管逆流有关，在欧美国家比较常见。

◎ 食管癌有哪些类型？

根据病理特征，食管癌可分为鳞癌、腺癌、腺鳞癌、小细胞癌、类癌、腺样囊性癌等。其中绝大多数为鳞癌和腺癌。

◎ 食管癌高风险因素有哪些？

食管癌与多种因素相关，以下列举了常见的食管癌高风险因素：

- 饮食食管癌的发病与饮食密切相关，食物被真菌污染、腌制食物、红肉类（猪牛羊肉等）、高温食物、辛辣和油炸食物可增加食管癌发生风险。

- 生活方式吸烟和饮酒是食管鳞癌明确的危险因素，口腔卫生差（经常不刷牙）也会增加发生风险。

- 人口学因素年龄越大，食管癌发病率也越高；男性食管癌的发病比例显著高于女性，发病年龄也早于女性。

- 家族史和遗传因素我国食管癌高发区存在明显的家族聚集现象，可能与相似的遗传背景和生活环境因素有关。

- 感染因素。HPV感染是食管癌一个重要致病因素。

- 其他食管相关疾病，如食管慢性炎症、食管固有疾病发生癌变（柱状上皮化食管、食管瘢痕狭窄、贲门失弛缓症、食管憩室）等。

我国食管鳞癌发病的主要原因是饮酒、吸烟、对食管造成损伤的各种慢性刺激及环境因素。

食管癌有哪些临床表现？

● 症状

早期食管癌的症状往往不明显，易被忽略，常见的早期症状主要有胸骨后不适、吞咽时轻度哽咽感、异物感、闷胀感、烧灼感、食管腔内轻度疼痛或进食后食物停滞感等。上述症状可间断或反复出现，也可持续长达数年。

晚期食管癌的症状与肿瘤压迫、浸润周围组织器官或远处转移有关。如压迫气管出现刺激性咳嗽和呼吸困难；侵犯喉返神经出现声音嘶哑；侵犯膈神经可致膈神经麻痹；食管气管瘘时出现进食呛咳；恶病质、极度消瘦等。

61

● 体格检查

早期食管癌一般无阳性体征。晚期食管癌远处转移可引起肝大、黄疸、腹腔积液、皮下结节等。

● 辅助检查

早期食管癌辅助检查无阳性发现。晚期食管癌通过胸部 CT、上腹部 CT、食管内镜超声、颈部淋巴结彩超甚至 PET 等检查可以发现远处脏器转移、淋巴结受累及周围组织局部侵犯。

◎ 食管癌常见转移部位？

食管癌最常见的血性转移部位：肝转移占第一位，约为 30%。其次是肺胸膜转移约占 20%，第三是骨骼转移占 8%。

食管癌淋巴源性转移首先到食管旁淋巴结，然后再到远处淋巴结。任何一段食管都有向上下左右远处转移的机会，上到锁骨下动脉旁、气管旁、锁骨上淋巴结，胸腔内肺门、隆突下、下肺韧带旁、膈上淋巴结，下至贲门旁、胃左动脉、脾动脉旁淋巴结。

◎ 食管癌可以预防吗？

虽然据国家第三次肿瘤普查资料显示，虽然我国食管癌居高不下的现状仍在持续，但有个别区域有所下降。说明食管癌是可以预防的。

在太行山南部（如河南林州）的食管癌高发区，流行病学证据表明，通过改善生活环境以及饮食习惯，减少致癌物的暴露，可显著降低食管癌的发生率，所以，戒烟酒、减少环境污染、健康生活方和饮食习惯是可以一定程度预防食管癌的。对于食管癌高危人群，定期体检筛查有利于食管癌的早期发现和治疗。

◎ 食管癌高危人群有哪些特征？

根据我国食管癌的危险因素和流行病学特征，凡满足 40 岁以上且有下列任何一项者，均为食管癌高危人群：

- 有咽部干燥、吞咽不适异物感、进食停滞或顿挫感等上消化道症状；
- 有食管癌家族史；
- 患有食管癌前疾病或癌前病变；
- 具有其他食管癌高危因素（吸烟、重度饮酒、头颈部或呼吸道鳞癌）。

◎ 如何合理有效进行食管癌的筛查？

内镜和活检病理检查是目前诊断早期食管癌的金标准。内镜下食管黏膜碘染色 + 指示性活检的组合技术是我国目前现阶段最实用有效的筛查方法。

【医生提醒】
食管肿瘤绝大多数为恶性肿瘤，少部分为良性肿瘤，一旦发现食管肿瘤，要及早干预治疗，避免延误病情。

63

警惕食道癌的预警症状

食道癌早期通常并不特征性症状，但是随着肿块的生长，肿块会阻塞食道，引起吞咽困难。这种吞咽困难是进行性加重的，一旦出现，多提示食道癌。

◎ 早期食管癌会引起哪些不适？

食管癌早期常常没有明显症状，常见的不适表现有：①吃粗硬食物如干饭、香肠、饼干等时可能有不舒服，包括吞咽梗噎感，胸骨后烧灼样、针刺样或牵拉摩擦样疼痛；②食物通过缓慢，长时间"下不去"，并有停滞感或异物感，喝水后才能缓解，症状时轻时重，进展较缓慢。

随着病情加重，进行性吞咽困难，先是难咽干的食物，继而是半流质食物，最后水和唾液也不能咽下。

◎ 哪些症状可能是食管癌的报警症状？

食管癌可能的报警症状有：胸骨后疼痛不适、进食通过缓慢并有滞留感或哽噎感、进行性吞咽困难、上腹部隐痛不适、消化道出血（呕血、黑便等）、消瘦等。

【医生提醒】
吞咽困难对食管癌有重要提示作用，但此时大多数肿瘤已进展至中晚期，因此在我国，报警症状不作为上消化道内镜检测的决定因素，建议有消化道症状者进行消化道内镜检查。

◎ 为什么食管癌患者会出现吞咽困难、进食梗阻？

食管是人吞咽食物从口到胃的唯一通道。食管癌由正常细胞"变化"而来的细胞，不再受我们机体发出的吞咽信号指令"指挥"，不再有正常细胞的"接触抑制"，它会不停的生长并和我们人体争夺营养，不断生长长大，从而影响食管的吞咽蠕动功能，所以食管癌患者会出现吞咽困难；等癌变细胞长大到一定程度则会堵塞食道，导致食物吞不下去出现进食梗阻。

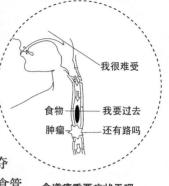

我很难受

食物 —— 我要过去

肿瘤 —— 还有路吗

食道癌重要症状吞咽梗阻感的机制

◎ 出现进食梗阻就是食管癌吗？

进食梗阻是食管癌的一个典型临床症状，但并不是所有的进食梗阻都是由食管癌引起的，凡是导致食管或咽部管腔狭窄或功能异常的原因都可导致进食梗阻。如其他可能引起梗阻的疾病有：

【医生提醒】
所以出现进食梗阻不一定就是食管癌，但需要警惕，需要进一步检查确定。

● 口咽部疾病的炎症、异物、损伤：口咽炎、口咽损伤、白喉咽峡炎、咽部结核、咽部肿瘤、咽后壁脓肿等。
● 良性食管疾病：食管炎、食管良性肿瘤、食管异物、不同原因所致食管狭窄、食管肌功能失调（贲门失弛缓症、弥漫性食管痉挛等）、甲状腺极度肿大等。
● 神经肌肉疾病：如延髓麻痹、重症肌无力、有机磷杀虫药中毒、多发性肌炎、皮肌炎、环咽失弛缓症等。
● 外压性病变：如纵隔肿瘤，心脏大血管畸形压迫食管、食管裂孔疝、脊柱畸形压迫食管。
● 全身性疾病：狂犬病、破伤风、肉毒中毒、缺铁性吞咽困难（Plummer-Vinson 综合征）等。

重视食道癌的高危人群

食道癌病因至今尚未明确，不过推测是多种致癌危险因素综合作用的结果。因此，一个人如果具备的危险因素越多，那么可能发生食道癌的风险增大。

◉ 目前发现的食道癌危险因素有哪些？

目前食管癌的病因还未完全明确。患食管癌的人群可能与年龄、性别、职业、种族、地域、生活环境、饮食生活习惯、遗传易感性等有一定关系。经已有调查资料显示，食管癌可能是多种因素所致的疾病。

● 化学病因亚硝胺

致癌性很强，食物、化妆品、啤酒、香烟中都含有亚硝胺。这类化合物及其前体分布很广，腌制蔬菜时硝酸盐还原菌可将硝酸盐转变为亚硝酸盐，一周以后亚硝酸盐含量增加，在半个月时达高峰，$10℃$以下，可持续到第三周。食管癌高发区的食物、水、酸菜、甚至患者的唾液中，测亚硝酸盐含量均高。通常条件下膳食中的亚硝酸在缺少维生素 C 的情况下，会对人体造成危害。

● 生物性病因真菌

在一些食管癌高发区的粮食中、食管癌患者的上消化道内或切除的食管癌标本上，均能分离出多种真菌。其中某些真菌有致癌作用，有些真菌能促使亚硝胺及其前体的形成，更促进癌肿的发生。

● 缺乏某些微量元素

缺乏某些微量元素在粮食、蔬菜、饮水中含钼、铁、锌、氟、硒等微量元素偏低的地区，患食管癌可能性增大。

● 缺乏维生素 A

缺乏维生素 A、维生素 B_2、维生素 C 以及动物蛋白摄入，新鲜蔬菜、水果摄入不足，是食管癌高发区的一个共同特点。

● 不良饮食习惯

烟、酒、热食、热饮、口腔不洁等导致食管直接受损或血管受到影响的因素包括长期饮烈性酒、嗜好吸烟、食物过硬、过热、进食过快，引起慢性刺激、炎症、创伤或口腔不洁、龋齿等均可能与食管癌的发生有关。当熏腊食品与酒共同摄入时，亚硝胺对人体健康的危害就会成倍增加。

● 遗传因素

食管癌遗传易感因素目前认为，食道癌不是直接遗传性疾病，但是有不少食道癌的发病有家族聚集的倾向，家族中有人患食道癌，其子女患食道癌的机会比一般人高几倍。

心理、环境、饮食、生活习惯等等，无论什么原因导致身体变差、各脏器功能异常、免疫低下，都会使机体清扫体内"垃圾"的能力大大减弱。

食管长期受到物理伤害、供血供养障碍，长时间接触致癌物质。

正常细胞修复损伤或新陈代谢产生新生细胞过程中，因致癌物质导致突变可能出现癌症细胞，并躲过了身体免疫系统的灭杀。因此身体没有能够清除肿瘤。

食道癌发生的可能机制

食道癌高危人群的筛查

如果你属于食道癌高危人群，特别是家族有食道癌患者、不良饮食习惯等，如果出现一些消化系统症状，看似轻微或无关紧要，但要警惕肿瘤的发生，早期筛查发现疾病，进行早期治疗。

◎ 食管癌高危人群该如何进行筛查？

内镜和病理活检是目前诊断早期食管癌的标准方法，既往使用的食管拉网细胞学和上消化道钡餐等方法因诊断效能和接受度等问题，已基本淘汰，不作推荐。中华医学会和中国抗癌协会推荐的食管癌早期筛查流程见右图。

◎ 食管癌筛查最佳的检查手段是什么？

食道癌筛查目前最常用、最有效的筛查手段是胃镜检查。胃镜检查可以直接观察到微小病变，同时可以方便地钳取病灶组织进行病理检查，是诊断目前食管癌的主要检查手段。

内镜医生发现食管癌，一般不容易判断其是早期癌，还是晚期癌，因为肿瘤的早晚期并不是看大小，并不是肿瘤大就是晚期，而是看肿瘤在食管壁的浸润深度而定。因此，为了确定治疗方案，医生常常会建议患者再做超声内镜检查，检查肿瘤的浸润深度，浸润超过了食管壁的一半时就是进展期了。

简单的说，胃镜病理检查目前就是确诊是不是食管癌，而超声胃镜与后面将要介绍的 CT 检查，目的就是在确诊食管癌的前提下，判断食管癌是处于早、中、晚的哪个期。

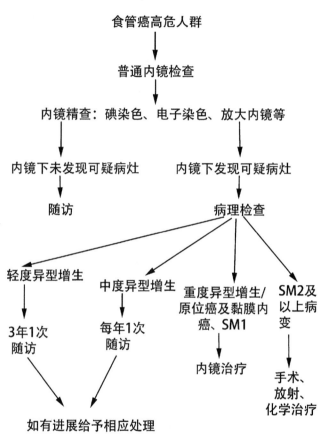

食管癌高危人群

普通内镜检查

内镜精查：碘染色、电子染色、放大内镜等

内镜下未发现可疑病灶　　　　内镜下发现可疑病灶

随访　　　　　　　　　　　　病理检查

轻度异型增生　　中度异型增生　　重度异型增生/　　SM2及
　　　　　　　　　　　　　　　　原位癌及黏膜　　以上病
　　　　　　　　　　　　　　　　内癌、SM1　　　变

3年1次　　　　每年1次　　　　内镜治疗　　　　手术、
随访　　　　　　随访　　　　　　　　　　　　　放射、
　　　　　　　　　　　　　　　　　　　　　　　化学治疗

如有进展给予相应处理

早期食管癌筛查及内镜精查流程图

注：SM1 为病变浸润黏膜下层上 1/3；SM2 为病变浸润黏膜下层中 1/3（中国早期食管癌筛查及内镜诊治专家共识意见，2014 年，北京）

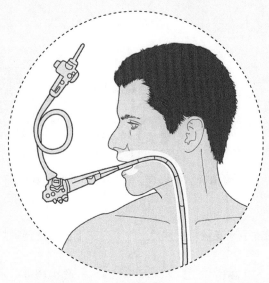

胃镜检查

值得注意的是，胃镜检查发现食管有肿块或溃烂，并不能说明就是恶性肿瘤，因为一些良性病变，如食管结核、食管炎症等也可出现类似的表现，因此，胃镜发现食管病变后钳取组织做病理化验是必需的，如果看不到明确的病理检查报告结果，外科医生一般不会做外科手术治疗，内科医生也不敢贸然地放化疗。由于内镜活检做病理检查所钳取的组织太少，临床上有时并不能明确报告为食管癌，可能需要反复胃镜检查。

因此，怀疑食道癌就需要做胃镜检查确诊。

【知识点】
无痛胃镜其实是普通胃镜加麻醉。

◎ 患者怀疑食道癌，但是不能耐受胃镜或者不愿接受胃镜检查，应该选择何种检查方法？

如果不愿接受胃镜检查，或者身体情况不适宜做胃镜检查，还可以做食管造影 X 线片检查，能在一定程度上起到筛查食管疾病的作用。做食道造影检查会呈现以下特点：

①食管黏膜皱襞紊乱、粗糙或有中断现象。

②小的充盈缺损。

③局限性管壁僵硬，蠕动中断。

④小龛影。中、晚期有明显的不规则狭窄和充盈缺损，管壁僵硬。有时狭窄上方口腔侧食管有不同程度的扩张。

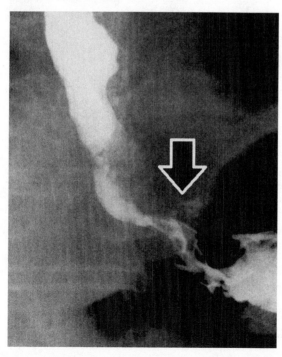

食道吞钡检查所见食道充盈缺损，提示周围可能有肿瘤占位（黑色箭头所示）

71

◎ CT 检查对诊断食道癌有何价值？

在经过胃镜检查或食管造影筛查发现食管癌患者，为进一步判断分期，制定合理的治疗方案，就需要行胸部增强 CT 检查了。通过胸部增强 CT 可以判断肿瘤位置大小，是否侵犯周围气管及其范围，是否可以手术切除等重要信息。胸部增强 CT 一般可见食管管壁明显增厚，管腔不规则变窄，增强扫描管壁可见强化，其上部分食管可有管腔扩张。

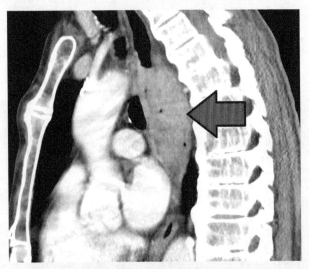

CT 检查发现食道癌（红色箭头所示）

◎ 超声内镜对食管癌的诊断有何价值？

超声内镜（EUS）就是胃镜头端加一个超声探头，除了光学内镜看到的图像外，还可利用超声行实时扫描，了解胃肠道的层次结构的组织学特征及周围邻近脏器的超声图像，从而进一步提高食管、胃、肠道等消化道脏器疾病的诊断水平。超声内镜在食道癌诊断的价值有：①确定消化道黏膜下肿瘤的起源与性质；②判断消化系肿瘤的侵犯深度及外科手术切除的可能性；③诊断和鉴别其他一些上消化道即相邻部位疾病，如胰胆系统肿瘤、慢性胰腺炎、十二指肠壶腹部肿瘤、纵隔病变、判断食管静脉曲张程度与栓塞治疗的效果。

◎ **哪些食管癌患者需要做纤维支气管镜检查？**

因上段食管前方即气管膜部很薄，食管癌可能侵犯甚至穿透长入气管腔内。所以位于上胸段和颈段的食管癌，以及 CT 判断可能侵及隆突或左右主支气管的中段食管癌，出于治疗需要和明确疾病状况的目的，需要行纤维支气管镜检查。

◎ **食管癌患者需要做食管造影和颈部彩超检查吗？**

食管造影能了解病变大致形状及生长状况，而颈部彩超则能了解食管癌淋巴结是否有颈部转移。所以，均有必要检查。

◎ **食管癌的肿瘤标志物**

肿瘤标志物又称肿瘤标记物，是指特征性存在于恶性肿瘤细胞，或由恶性肿瘤细胞异常产生的物质，或是宿主对肿瘤的刺激反应而产生的物质，并能反映肿瘤发生、发展，监测肿瘤对治疗反应的一类物质。肿瘤标志物存在于肿瘤患者的组织、体液和排泄物中，能够用免疫学、生物学及化学的方法检测到。食道癌主要肿瘤标志物：SCC、CEA、CA19–9、

TAG72。

食管鳞状上皮细胞癌最敏感的标志物是 SCC，其余依次为 CEA、CA19–9。与 CEA 和 CA19–9 比较，SCC 的特异性最高。SCC 在食管癌患者中升高的频率与其分期有关。SCC 和 CEA、CA19–9 三个标志物同时测定，可大大提高其敏感性。

食管与胃的连接部的癌变与鳞癌不同，SCC 并无作用，对这一部分食道癌的较为敏感的标志物依次是 TAG72、CA19–9、CEA。

检查肿瘤疾病，食道癌的肿瘤标志物是必不可少的一个步骤，只有更全面地检查身体，才能更准确地去治疗。

◎ 发现颈部包块该进行哪些检查？

● 颈部肿块一定是食管癌转移吗？

颈部肿块在临床上较为常见。颈部肿块组织来源复杂，生物学特性各异，治疗方案不同。食管癌患者关注颈部肿块是因为这里存在锁骨上淋巴结，食管癌常见转移部位，且以左侧多见。绝大多数颈部肿块不是食管癌转移，但需要排除转移可能。

● 发现颈部肿块需要做什么检查？

详细检查鼻腔、口腔、咽喉部、甲状腺及腮腺等部位，并依据肿块的部位、大小、硬度、活动度、有无压痛、有无搏动等来进行肿块性质的初步判断。鼻咽喉镜等可更详细地检查鼻腔、鼻咽、口咽、喉及下咽等部位，发现隐匿病变，或采用超声、CT、磁共振（MRI）、PET/CT 等影像学检查辅助诊断，必要时穿刺活检确定。

● 颈部肿块做穿刺活检阳性怎么办？

进一步判断为原发还是转移灶、判断是否有切除必要、判断是否可行化放疗或其他治疗。

◎ 对于食管癌患者如何进行评估诊断？

准确的术前评估是选择合理的治疗方式和评估预后的先决条件。

- 判断肿瘤范围主要借助色素内镜和电子染色内镜。
- 对病变层次的评估则主要依靠超声内镜、食管上皮乳头内毛细血管襻（IPCL）分型、病变内镜下形态等信息。
- 食管病变微血管结构 NBI 联合放大内镜可显示 IPCL 的形态变化。
- 影像学检查 CT 是术前评估最常用的影像学手段，常用于明确有无远处转移及转移部位，也可辅助超声内镜评估淋巴结转移状态。核磁（MRI）诊断效能与 CT 相当，PET/CT 对早期食管癌的诊断价值有限。

需要说明的是，对于食管癌的内镜和影像评估，目前缺乏统一的标准，诊断结果易受操作者经验水平的影响，准确评估仍依靠切除标本的病理诊断。

食道癌的分期

肿瘤的分期能更好的指导治疗，医生会结合肿瘤分期、患者临床情况等条件，给患者制定最佳治疗方案。

◎ 食管癌的治疗效果如何？

食管癌的治疗效果主要与以下因素相关联：

- 食管癌分期（食管癌累及部分食管还是整个食管，是否扩散到身体其他部位）。
- 肿瘤的大小。
- 患者一般健康状况。

【医生提醒】
治疗越早，效果越好！！！

◎ 食管癌是依据什么分期的？

食管癌确诊后，要检查癌细胞是否在食管内扩散或转移至身体其他部位，这个过程叫做食管癌分期。从分期过程中获取的信息决定着病情的分期。为制定出具体治疗计划，明确分期尤其重要。

0期：又叫原位癌。仅在食管最内层（黏膜层）发现异型细胞，这些异型细胞可发展成癌细胞侵及邻近的正常组织。

Ⅰ期：癌病灶形成，且超出黏膜层，浸润至食

UICC食管癌TNM分期

UICC第七版描述	N0	N1	N2	N3
T1b侵犯黏膜固有层或黏膜肌层	IA	IIB	IIIA	IIIC
T1b侵犯黏膜下层	IA	IIB	IIIA	IIIC
T2肿瘤侵蚀食管肌层	IB	IIB	IIIA	IIIC
T3肿瘤侵蚀食管纤维膜	IIA	IIIA	IIIB	IIIC
T4b侵犯胸膜、心包或膈肌	IIIA	IIIC	IIIC	IIIC
T4b侵犯其他邻近结构如主动脉、椎体、气管等	IIIC	IIIC	IIIC	IIIC
M1有远处转移	IV	IV	IV	IV

管黏膜或黏膜下层。

Ⅱ期：根据食管癌浸润部位的不同，可将此期分为ⅡA期和ⅡB期。

ⅡA期：肿瘤浸润肌层或外膜。

ⅡB期：食管癌浸润前三层中任一层（黏膜层、黏膜下层、肌层），且区域淋巴结也有转移。

Ⅲ期：食管癌浸润食管外膜且区域淋巴结也有转移；或者进犯食管邻近结构。

Ⅳ期：食管癌有远处转移，包括淋巴结或周围器官转移。

食道癌的治疗

食道癌的治疗包括手术、放疗和化疗，
通常医生会结合你的病情，为你制定
最适合的综合治疗方案。

◎ 外科手术是治疗食道癌的首选吗？

手术是治疗食管癌最常用的方法。

对于早期食管癌，即无淋巴结转移或淋巴结转移风险极低、残留和复发风险低的病变均适合进行内镜下切除。

食管切除术是指在术中切除部分食管，然后胃被上提与残余食管连接起来的治疗方法。食管周围淋巴结也需要切除并在显微镜下观察它们是否有癌浸润。

手术治疗是治疗食管癌的黄金手段，也是效果最好的方法。如果患者经过检查有机会手术，在身体情况允许的情况下，一定要积极手术治疗，否则很可能后悔终生。

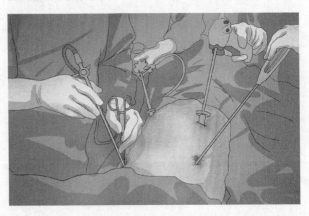

目前重庆市肿瘤医院胸外科开展的新手术技术，如胸腹腔镜联合食管癌切除＋胃食管吻合术领先西南片区，相比于传统开胸手术，手术创伤大大减小，手术切除肿瘤范围更大，切除更加彻底，有效改善患者的生活质量和延长生存时间，给广大食管癌患者带来福音。

◎ 食道癌患者可以进行放疗吗？

答案是肯定的。

放疗是食管癌三大治疗手段之一，是用各种不同能量的射线照射肿瘤，以抑制和杀灭癌细胞的一种治疗方法。

可分为两种方式：外照射和内照射。外照射用放疗机器发出的放射线从体外照射肿瘤灶的方法；内照射是把有放射活性物质封进针、种子、线或导管中，直接放进肿瘤中或肿瘤旁进行照射的方法。

放疗方法是根据癌症的类型及治疗时肿瘤分期选择的。放疗可单独使用，也可与手术、化疗等配合，作为综合治疗的一部分，以提高食管癌的治愈率。在手术前先做一段放疗，使肿瘤体积缩小些，便可使原来不能手术的患者争取到手术的机会。

◎ 哪些食道癌患者适合放疗？

根据治疗目的，食道癌的放疗分为根治性放疗和姑息性放疗两种。

根治性放射治疗全身状况中等以上，能进半流质或顺利进流质饮食，无锁骨上淋巴结转移及远处转移、无气管侵犯、无声带麻痹，病灶长度 < 10cm、无穿孔前 X 线征象、无显著胸背痛、无内科禁忌证

者，以及食管癌术后局部复发或纵隔淋巴结转移，或术后残段有肿瘤残存者均可行根治性放射治疗。

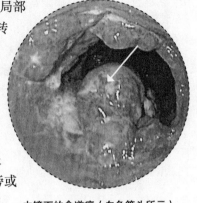

内镜下的食道癌（白色箭头所示）

姑息性放射治疗全身状况较好，但局部病灶广泛，长度＞10cm，有食管旁或纵隔淋巴结转移或有声带麻痹，有气管受侵或受压但未穿透气管者；有明显胸背部沉重、疼痛感但无穿孔前症状体征者；有锁骨上淋巴结转移或膈下胃左血管区淋巴结转移，为缓解食管梗阻，改善进食困难，减轻痛苦，提高生存质量并延长生存期，可进行姑息性放射治疗。

◉ 根治性和姑息性放疗治疗食道癌是绝对的吗？

姑息性和根治性放射治疗之间，除非已存在远处转移、严重并发症以及全身衰竭者，否则两者并无绝对界限。根据病灶消退情况和患者耐受能力，对原有放疗计划的放疗剂量及疗程长短进行调整，可适当增减。对开始做计划姑息放射治疗者，若治疗效果显著，且患者能够耐受，应及时调整治疗计划，尽可能给予足量放射治疗，争取达到根治目的。对于起初计划行根治放射治疗者，治疗中出现远处转移、严重并发症及全身衰竭明显者，可中断治疗或改为姑息放射治疗。对于那些具有食管穿孔前 X 线征象的患者，经过减少单次照射剂量，适当延长疗程也可进行放射治疗。

◎ 食道癌患者放疗有哪些并发症？

食道癌放疗常见的并发症和后遗症如下：

● **放射性食管炎**

放射性食管炎一般在放射治疗剂量达20Gy以后，可出现下咽困难，下咽疼痛和胸骨后疼痛。

● **放射性气管炎**

放射性气管炎气管受照射剂量达 20Gy 以后，即可出现气管炎性反应，产生咳嗽，多为干咳无痰，气管受量达到 60 ~ 70Gy/30 ~ 35 次 /6 ~ 7 周以后会出现严重的并发症，气管狭窄，多在治疗 4 ~ 6 个月以后发生。

● **食管穿孔**

食管穿孔，食管瘘及大出血因肿瘤侵犯，侵及周围器官或血管，放射治疗中或放射治疗后肿瘤退缩明显，而出现严重的并发症，而并非放射治疗剂量超量所致放疗过程中食管穿孔、出血、食管瘘是难以完全避免的，而食管大出血绝大多数为突发性和致死性的。对明显外侵，特别是有深溃疡的食管癌，放射治疗分割速度应适当放慢。若出现食管穿孔征兆，如纵隔增宽、边缘模糊、肺野透亮区域低、体温升高、脉搏增快、胸背痛，实际上已经有微小穿孔。一旦证实，应中断放射治疗，并采取相应治疗措施。

● **放射性肋骨损伤**

斜野照射时，射野内包括肋骨吸收放射线，可引起疗后放射性肋骨骨折，多数为几根肋骨同时或不同时的骨折，与个体敏感性有关。

● **放射性肺炎**

放射性肺炎随着放射治疗技术的改进，放射性

肿瘤防治科普丛书——胸部肿瘤

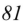

81

肺炎已明显减少，但近几年放化疗同期或序贯应用，使放射性肺炎发生率有所增加。放射性肺炎多数无明显临床症状，随着 CT 的日益普及，无症状的放射性肺炎和后期的肺纤维化的检出率将会明显上升。

● 放射性脊髓炎

模拟机下定位能够清楚地避开脊髓，放射性脊髓炎发生率为 0.8% ~ 3.5%，应严格控制脊髓受量在耐受剂量范围内。个体放射敏感性高者，脊髓剂量低于耐受剂量也可能发生放射性脊髓炎。

● 放射性食道狭窄

放射治疗后肿瘤病灶消失，但因局部纤维化，瘢痕形成，在原病变处及照射野内形成食管管腔狭窄，管壁僵硬，从而影响进食，放射性食管狭窄的发生与放射治疗前食管癌浸润程度有关，多程放射治疗和腔内放射治疗将会增加食管狭窄的发生率。

◎ 哪些食道癌患者需要接受化疗？

以下食道癌患者适合化疗：

● 确诊为食管癌。

● 不适合手术治疗或患者不愿接受手术治疗的 I ~ III 期病例。

● 不可切除的 T4 期（外侵至周围组织器官）肿瘤。

● 需要术前 / 术后放射治疗。

● 姑息性放疗。

由于化疗药物的细胞毒作用，临床上常伴有不同程度的毒副反应及组织脏器的损伤，不过当前医疗技术已能控制大部分毒副反应。

◎ 什么是食道癌的食管支架治疗?

为改善食管癌患者食管部分梗阻问题，临床常将扩张金属支架(管)放入食管腔来使食管保持通畅，以便食物或液体能顺利通过食管到达胃。以改善患者的生活质量和营养状况。

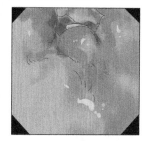
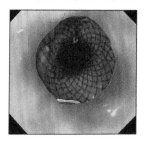

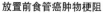

放置前食管癌肿物梗阻　　放置金属支架后管腔通畅

◎ 什么是食道癌的胃造瘘治疗?

胃造瘘治疗就是通过手术在胃上安置一根管子，通过这根管子灌注流质饮食，而不经过口和食管进食。跟安置支架一样，该手术仅用于改善患者的营养状况和进食问题。

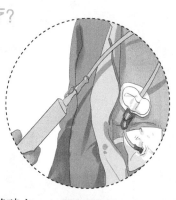

◎ 什么是食道癌的靶向治疗?

靶向治疗是在分子生物学研究基础上，**胃造瘘治疗** 以肿瘤细胞为靶点，针对某些影响肿瘤细胞和(或)肿瘤供血血管生长的细胞分子，作用于特定的细胞受体、信号传导通道等，抑制新生肿瘤细胞生长或血管形成，控制肿瘤生长甚至促进肿瘤死亡。靶向治疗开创了食道癌临床的新领域，但目前尚未正式进入食道癌临床治疗，需要进一步探寻和研究。

食道癌的康复管理

食道癌的康复管理一方面是随访治疗效果，了解有无复发，另一方面是帮助患者建立正确的生活方式，处理治疗并发症，让患者更健康的生活。

◎ **食管癌术后常见并发症有哪些?**

食道癌常见的术后并发症有:

● 吻合口瘘

对于颈部吻合方式，可通过颈部切口出现红肿、疼痛、脓肿形成或流出脓液来发现;对于胸内吻合，若出现高热、胸痛、胸闷、患侧呼吸音低、胸片见液气胸，胸穿抽出浑浊黄色或褐色液体，可以通过口服美蓝或食管造影来发现。

● 吻合口狭窄

吻合口狭窄主要表现胃手术后再次出现进食梗阻的症状，需要通过上消化道造影或胃镜检查可进行鉴别。术后出现进食梗阻的患者，多数可通过心理或药物治疗来缓解或耐受，仅有少数患者需通过扩张或手术的方式进行处理。

● 返流性食管炎

患者在平卧、弯腰时出现返酸、烧心、胸骨后疼痛感等症状时说明可能出现反流性食管炎。可通过给予抑酸药物治疗、调整姿势等方式进行改善。

● 胃排空障碍

长期进食后腹胀，且不易缓解，或出现呕吐食物等症状时，可能出现了胃排空障碍。此时可给予胃肠动力药，如吗丁啉等进行对症治疗。

【医生提醒】

如出现吻合口瘘，需要立即返院治疗；如出现其他三种并发症，可以先通过改变进食种类、进食习惯，或药物对症治疗；若症状经观察或对症治疗后缓解不明显，需立即返院治疗。

◎ 食管癌术后的患者该如何进食呢?

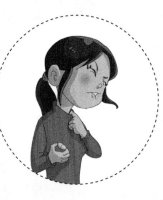

食管癌术后进食习惯与术前不同，应牢记"细嚼慢咽、少量多餐"的原则，即一次不要吃多，分多次进食。以前一日三餐，手术后则改为一日 4 ~ 6 餐。进食食物没有特别要求，正常饮食，但忌过酸、过辣等刺激性强的食物。营养较差者可适当补充蛋白粉。吃完饭不要立即躺下，可适当活动，有助于食物的排空和消化。食管癌术后胃肠功能的完全恢复一般需要 2 个月至半年。因而短期内有腹泻、食欲差等情况均属正常，无需过度担心。

◎ 食管癌术后有吞咽困难怎么办?

食道癌患者手术后出现进食困难的原因很多，术后不久出现可能为吻合口水肿、进食后食道痉挛或局部吸收不完全，这种情况无需过分担忧，经过一段时间的组织修复及患者自身的适应，一般可恢复。若是3个月后症状仍持续存在或渐渐加重，应及时到医院进行消化道造影或胃镜复查以明确具体问题所在，常见的原因可为吻合口狭窄或肿瘤局部复发，若为前者，可去医院做球囊扩张或支架置入以改善症状；若为后者，则需放、化疗治疗。

◎ 食管癌做完手术还会复发吗？

很多患者都在担心做完手术到底还会不会复发？根据食管癌的分期和病理类型不同，食管癌术后复发的几率也不相同，患者术后应按照医生要求定期随访，以了解自己的恢复情况。

◎ 食管癌术后患者多久复查一次？

术后时间不同，随访频率也不同。根据临床实践推荐，术后1~2年内，每3个月复查1次；术后第3年，每6个月复查1次；术后第4年开始，每年复查1次。如果出现异常，可以随时到医院检查。

◎ 食管癌术后复查的项目有哪些？

由于食管癌的类型、手术方式以及术后时间不同，随访需要检查的项目也不相同，一般常检查的项目有以下一项或几项的组合：

- 食管镜或胃镜根据病情需要采用，无特殊情况，一般一年检查一次。
- 胸部 X 片或胸部 CT 胸片若有异常或可疑病变，再做胸部增强 CT，可以早期发现可能的复发和转移。
- 肿瘤标志物测定癌胚抗原（CEA）、鳞癌相关抗原（SCC）、CA19-9（糖类肿瘤标志之一）等。

- 腹部 B 超主要检查肝、脾、肾、肾上腺和腹腔内淋巴结有否转移，若有可疑，再做腹部增强 CT。
- 骨扫描如有骨痛，特别是进行性加剧或伴有压痛的，则有骨转移可能，可先做骨扫描，以了解全身骨情况，再选择重要部位进行 CT 或磁共振检查，以求进一步证实。
- 食管镜或胃镜根据病情需要采用,无特殊情况，一般一年检查一次。

【医生提醒】
随访时，应详细地向医生讲明患者近期情况，如吞咽情况，有没有声嘶、咳嗽、胸痛，食欲和体重的变化等。

◎ 食管癌术后复发后怎么办?

曾做过手术，未曾放疗 / 化疗的患者，仅局部或区域复发，优先选择放疗＋同步化疗（氟尿嘧啶类为基础）和（或）最佳支持治疗。吻合口的复发的患者可手术。

若化疗后再次复发，根据 PS 评分决定化疗和（或）最佳支持治疗。

【医生提醒】
食管癌术后，因正常消化道解剖发生改变，上消化道被重建，部分患者惧怕进食会影响手术效果，不敢进干硬食物。其实适当进干的或成团的食物可以在一定程度上对吻合口起到扩张的作用，预防或避免吻合口挛缩、吻合口狭窄等。

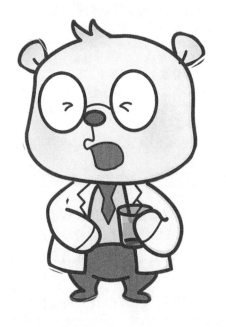

3

纵隔肿瘤

什么是纵隔?

　　人的胸部两边为左右胸腔，中间的狭长地带称为纵隔。纵隔位于两侧胸膜腔之间，左右为纵隔胸膜，前为胸骨，后为胸椎，上经胸廓上口与颈部相延续，下止于膈肌。

纵隔包含哪些器官组织?

　　纵隔内主要包含心包、心脏及出入心脏的大血管、气管、食管、胸腺、胸导管、神经、淋巴结及其周围的结缔组织等。

　　临床上将纵隔分为5个部分，以胸骨柄下缘与第4胸椎下缘连线为界将纵隔分为上、下纵隔，上纵隔又以气管为界分为前、后纵隔。下纵隔分成3部分，心包、心脏和气管分叉所在部位为中纵隔，在其前方为前下纵隔，后方为后下纵隔。

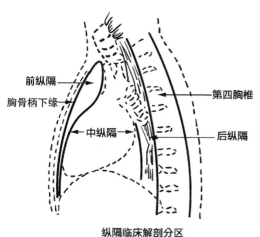

前纵隔

胸骨柄下缘

中纵隔

第四胸椎

后纵隔

纵隔临床解剖分区

89

认识纵隔肿瘤

纵隔会发生很多肿瘤，既有良性肿瘤，也会发生恶性肿瘤。由于纵隔内的器官众多，通常需要影像学检查才会发现纵隔肿瘤。

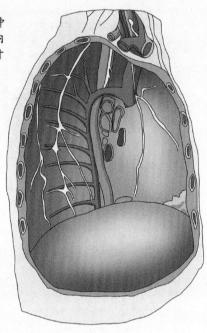

纵隔（右侧）

◎ 什么是纵隔肿瘤？

发生在纵隔部位组织和器官的肿瘤。其可能来源于任何纵隔内组织，如胸腺来源的胸腺瘤、气管来源的气管囊肿，心包来源的心包囊肿，后纵隔神经来源的神经源性肿瘤，胚胎来源的畸胎瘤，生殖系统来源的精原细胞瘤等，它们大部分为良性肿瘤，但也有少数为恶性肿瘤。

原发性纵隔肿瘤包括位于纵隔内各种组织结构所产生的肿瘤和囊肿，但不包括从食管、气管、支气管和心脏所产生的良、恶性肿瘤。比如纵隔神经源性肿瘤、胸腺瘤、生殖性肿瘤、胸内异位组织肿瘤、纵隔囊肿等等。

◎ 什么是良性纵隔肿瘤？

大部分纵隔肿瘤为良性肿瘤，如良性胸腺瘤、成熟性畸胎瘤、神经源性肿瘤、纵隔囊肿、气管囊肿、异位甲状腺肿等。共同特征为肿瘤生长缓慢，大部分具有完整包膜，形态较规则，与周围正常组织器官界限比较清晰。

◎ 什么是恶性纵隔肿瘤？

部分纵隔肿瘤为恶性，如恶性胸腺瘤、恶性畸胎瘤、某些生殖源性肿瘤如精原细胞瘤等。常常呈浸润性生长，形态不规则，与周围组织器官关系紧密甚至直接侵犯。

◎ 常见纵隔肿瘤类型有哪些？

临床上最常见的纵隔肿瘤有：

● **胸腺瘤**

胸腺瘤多见于成人，位于前、上纵隔，可呈圆形、扁平或分叶状肿块。少数患者伴有免疫、内分泌或血液方面的异常，部分合并重症肌无力、低蛋白血症、红细胞发育不全等。

● **神经纤维性肿瘤**

神经源性肿瘤包括神经鞘源性肿瘤，如神经膜瘤、神经纤维瘤、神经纤维肉瘤（恶性），交感神经性肿瘤，副神经节瘤。多位于后纵隔靠近脊柱位置。形态较规则，边界清楚。

● 发育异常性肿瘤

一般认为是个体发育初期部分多能性原始细胞迷离在纵隔内增殖发展为肿瘤。以良性畸胎瘤多见，常位于前纵隔，内可见钙化等。部分畸胎瘤为恶性，可呈浸润性生长。

◎ 纵隔肿瘤常见的症状有哪些?

纵隔肿瘤常见的症状有：

● 胸闷胸痛是各种纵隔肿瘤最常见的症状，如果疼痛剧烈，患者难以忍受者多为恶性肿瘤。

● 呼吸道压迫症状当肿瘤压迫或侵犯肺、支气管时，常引起咳嗽、气短，严重时发生呼吸困难。肿瘤溃破会产生肺不张且肺内感染。

● 神经系统症状交感神经受压表现为眼睑下垂，瞳孔缩小，眼球内陷等；喉返神经受压表现为声音嘶哑；累及膈神经引起呃逆、膈肌麻痹。

● 心血管症状，心慌、心律不齐，面部、颈部水肿。

● 吞咽困难，肿瘤压迫或侵犯食管引起的。

◎ 纵隔肿瘤的好发部位在哪里?

纵隔内组织器官较多，其胎生结构来源复杂，所以纵隔内就可以发生各种各样的肿瘤，并且这些肿瘤都有其好发部位。

上纵隔：胸腺瘤、淋巴瘤、胸内甲状腺肿、甲状旁腺腺瘤。

前纵隔：胸腺瘤、畸胎瘤、淋巴管瘤、血管瘤、脂肪瘤、纤维瘤、纤维肉瘤。

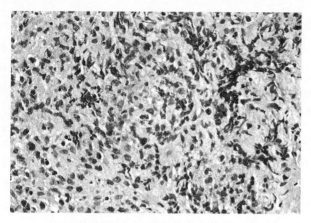

原发性纵隔大 B 细胞淋巴瘤病理切片

中纵隔：纤维肉瘤、支气管囊肿、淋巴瘤、间皮瘤。

后纵隔：神经源性肿瘤、肠源性肿瘤、嗜铬细胞瘤、胸导管囊肿。

◎ 纵隔肿瘤的治疗有哪些手段？

原发性良性纵隔肿瘤一经诊断明确部位都应早期手术切除。因肿瘤体积增大的肿瘤压迫邻近脏器产生各种合并症，可姑息性手术切除，以改善患者生存质量。传统放化疗仍是治疗恶性纵隔肿瘤的有效手段。

重视纵隔肿瘤的症状

有些纵隔肿瘤即使进展到晚期，可能并无明显症状，
只是偶然在体检时发现；有些纵隔肿瘤在进展过程中，
会因压迫周围组织器官，让患者出现一些症状。

◎ 引起纵隔肿瘤的病因包括哪些?

纵隔肿瘤为各种起源于纵隔的肿瘤的总称，其
种类繁多。其大多数肿瘤病因复杂，目前仍不完全
清楚，大多数肿瘤由于细胞或组织移位到纵隔腔，
异常增生而形成。

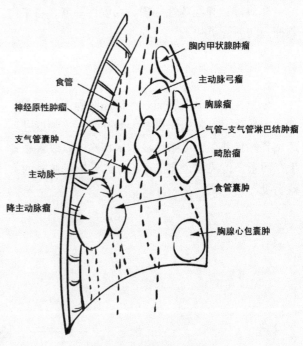

食管

神经原性肿瘤

支气管囊肿

主动脉

降主动脉瘤

胸内甲状腺肿瘤

主动脉弓瘤

胸腺瘤

气管-支气管淋巴结肿瘤

畸胎瘤

食管囊肿

胸腺心包囊肿

纵隔肿瘤类型及其好发部位

◎ 为什么纵隔肿瘤患者会出现胸闷、呼吸困难？

患者出现胸闷、呼吸困难是由于纵隔肿瘤压迫呼吸道，造成气道不完全梗阻。当肿瘤压迫或侵犯肺、支气管时，通常可引起咳嗽、气短，压迫严重时可发生呼吸困难。如肿瘤出现溃破，还可能导致不张和造成肺内感染。

◎ 纵隔肿瘤有什么临床表现？

纵隔肿瘤的表现多样，从无症状到与侵袭和压迫有关的症状及全身性症状，其症状也与肿瘤大小、部位、生长方向和速度等有关，其常见症状如下：

● 呼吸道症状

胸闷、胸痛一般发生于胸骨后或病侧胸部。大多数恶性肿瘤侵入骨骼或神经时，则疼痛剧烈。咳嗽常为气管或肺组织受压所致，咯血较少见。

● 神经系统症状

肿瘤压迫或侵蚀神经产生各种神经相关症状，如肿瘤侵及膈神经引起呃逆及膈肌运动麻痹；侵犯喉返神经，引起声音嘶哑；如交感神经受累，可产生霍纳综合征；肋间神经侵蚀产生胸痛或感觉异常。

● 感染症状

囊肿破溃或肿瘤感染影响到支气管或肺组织时，则出现一系列感染症状。

● 压迫症状

上腔静脉受压，常见于上纵隔肿瘤，多见于恶性胸腺瘤及淋巴性恶性肿瘤。食管，气管受压，可出现气急或下咽梗阻等症状。

纵隔肿瘤的早期诊断

纵隔肿瘤的早期诊断在于及时发现恶性肿瘤，以便明确诊断，及时开始治疗，取得最佳治疗效果。由于肿瘤位于胸腔中，通常要接受多种检查才能明确肿瘤性质。

◎ 纵隔肿瘤诊断方法有哪些?

纵隔肿瘤难以通过单一检查手段区别。因此检查诊断方法众多而且复杂，通常有以下几种：

● X 线检查

X 线检查主要用于观察肿瘤的大小、部位、形状、密度，有无钙化或搏动，是否随呼吸而变形，是否随吞咽而移动。结合临床症状及影像学特征，初步诊断。

● 胸部 CT 扫描

胸部 CT 扫描用于观察纵隔肿瘤形态特征、密度、浸润范围、与周围组织关系、周围有无肿大淋巴结肿大等。目前，CT 是诊断纵隔肿瘤准确率最高的影像学手段。

● 纵隔镜检查

纵隔镜检查可明确纵隔内如气管旁、隆突下及其他位置有无肿大的淋巴结,若发现可疑肿大淋巴结,同时可钳取活组织送病检以明确病理类型，达到明确病因诊断目的。

● 内镜检查

内镜影像学检查提示有气管、食管占位时，应做气管、食管镜检查，以观察肿瘤是否已侵入支气管或食管，有助于判断手术切除可行性。同时通过超声内镜检查对于明确气管、食管腔周围病变如气管旁、隆突下有无肿大的淋巴结，有条件时可穿刺活检以明确诊断。

● 经皮穿刺活检

经皮穿刺活检对纵隔占位病变行穿刺，以获得组织标本，进行病理学检查，明确病因及诊断。

● 放射性同位素检查

放射性同位素检查用于排除和诊断胸骨内甲状腺肿瘤，与其他纵隔内肿瘤相鉴别。

● 试验性放射治疗

试验性放射治疗临床上可疑恶性肿瘤患者，在上述其他诊断方法无法明确诊断的情况下，可试用小量放射治疗，经一定剂量放射治疗后观察瘤体大小变化，若经治疗后瘤体迅速缩小，则可间接判断肿瘤性质。如淋巴肉瘤等恶性肿瘤，对放射治疗较为敏感，经放疗后会有迅速的反应，可通过诊断性治疗明确诊断。

● 诊断性气胸

诊断性气胸可判断肿瘤生长位置，主要用于区分肿瘤发生于胸壁或是肺脏，肺内还是肺外。对于明确肿瘤来源，帮助诊断有一定的参考价值。

● 纵隔充气造影

纵隔充气造影用于显示前纵隔肿瘤的形态，同时对于明确有无纵隔淋巴结转移，有一定的辅助诊断意义。

纵隔肿瘤的治疗原则

纵隔肿瘤分类众多，大部分恶性肿瘤需要通过
外科手术治疗，但是不同的肿瘤有其特殊性，
还需要联合放化疗治疗。

◎ 为何大部分纵隔肿瘤需要外科治疗?

　　无论何种组织来源的纵隔肿瘤，除少数（淋巴
源性肿瘤）不适合手术外，均应安排手术治疗。主
要原因有:

- 虽多数肿瘤为良性,但术前很难作出准确判断,
  需根据术后病理明确诊断。
- 某些良性肿瘤有恶变可能，手术可防止恶变。
- 一些囊性肿瘤有继发感染或穿孔风险。
- 肿瘤继续增大会压迫周围重要组织及器官。

◎ 纵隔肿瘤的治疗总原则是什么?

　　恶性纵隔肿瘤可手术者,建议选择手术切除肿瘤,
不可手术者，可选择化疗 / 放疗、其他药物治疗等

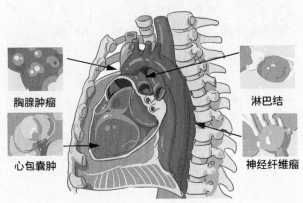

胸腺肿瘤　　　　　　　　　　　　　淋巴结

心包囊肿　　　　　　　　　　　　神经纤维瘤

综合治疗模式。

　　良性纵隔肿瘤，若肿瘤体积小，无症状，随访即可；肿瘤体积较大，压迫邻近器官，出现明显的症状或恶变，且可手术者，可手术切除肿瘤。

◎ 纵隔肿瘤手术切除意义是什么？

　　纵隔肿瘤手术切除意义如下：

- 延长患者的寿命；
- 改善患者的生活质量；
- 解除患者的痛苦；
- 降低恶性肿瘤的复发及远处转移；
- 防止良性肿瘤进一步增大或癌变等。

纵隔肿瘤的康复管理

纵隔肿瘤的康复管理包括外科手术并发症的处理、术后康复和术后随访等几方面的内容。一定要遵照医嘱进行康复管理。

◎ 纵隔肿瘤术后常见并发症有哪些?

● 复张性肺水肿

若患者术后突然呼吸急促、烦躁、脉搏增快或咳出粉红色泡沫痰要首先想到急性肺水肿的可能性。此时需保持呼吸道通畅,给予有效的氧疗,必要时立即告知医师,给予治疗或抢救。

● 重症肌无力危象

当患者出现呼吸困难、烦躁不安、发绀、气管内分泌物增多而无力排出致严重缺氧时,可能是出现了重症肌无力危象。一旦出现此种情况,患者一般不能自行缓解,需保持镇定、立即到医院就诊。

● 心功能不全

纵膈肿瘤可能长期压迫心脏大血管,切除肿瘤后,由于心脏突然解除外在压迫以及神经内分泌系统(常见于胸腺瘤)的功能失衡,极易诱发心脏停搏或心功能衰竭,出现心跳不规律、血压波动大等症状。此时不需紧张,若心律、血压在正常范围内波动,可继续观察,若长期心率大于 120 次 / 分或小于 60 次 / 分,血压高于 140/90mmHg 或低于 90/60mmHg,则需及时返院就行治疗。

◎ 纵隔肿瘤的康复管理有哪些内容?

● **心理护理**

提前告知可能出现的问题,做好心理准备,肿瘤在人们心目当中一直是非常严重的疾病,患者会由于各种心理而害怕。因此,作为心理治疗的首要环节,就是纠正人们对纵隔肿瘤的极度恐惧的认识,告诉他们在医学高速发展的今天,肿瘤不是绝症,还是有希望治疗好的,大多数这类病症患者经过合理综合治疗是可以康复的,让他们首先具有战胜疾病的勇气与信念,能积极配合治疗。本病的治疗周期较长,要让患者保持开朗乐观、热爱生命的平和心境,有利于促进患者康复,防止复发和转移。

● **精神方面**

树立抗癌信心,保持精神愉快。如听音乐、看书、读报、旅游等。

● **身体护理**

①用药:出院时医生通常会建议继续辅助治疗。如抗癌药物、增强免疫力的服用或注射、请按医嘱准确用药。

②复诊:保管好门诊挂号卡、单,出院后一个月后到门诊复查。如果出现胸闷、胸痛、气促等情况,回医院门诊检查。

③饮食:进食营养丰富食物:如肉、鱼、蛋、蔬菜含有丰富的维生素及纤维素,既增加营养,也可减少便秘发生,避免煎炸、腌熏食物,戒烟酒。

④休息:注意休息,劳逸结合,参加适当的体育锻炼,如散步、打太极拳、练气功等。活动量根据本身情况而定。

认识畸胎瘤

畸胎瘤源自于生殖细胞，是由不同胚层的几种不同类型组织构成的一种实体肿瘤。为纵隔最常见的原发肿瘤之一，占所有纵隔肿瘤的21.5%。

◎ 什么是畸胎瘤？

畸胎瘤源自于生殖细胞，是由不同胚层的几种不同类型组织构成的一种实体肿瘤。为纵隔最常见的原发肿瘤之一，占所有纵隔肿瘤的21.5%。

分化成熟的畸胎瘤内可含有皮肤、毛发、牙齿、油脂、骨骼、神经组织等多种成分；恶性畸胎瘤没有或很少有成形的组织，结构不清，是因为其中组织分化欠佳。恶性畸胎瘤的病理分期多以未成熟组织成分的多少来决定。位于纵隔部位的畸胎瘤大多为良性肿瘤，少为恶性。

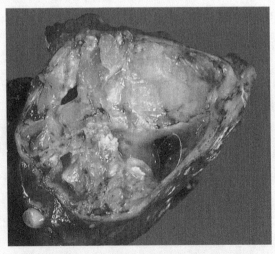

纵隔畸胎瘤，可见毛发组织、脂肪组织和钙化组织

◎ 纵隔畸胎瘤好发部位？

纵隔畸胎瘤多发生在前纵隔，尤其是前纵膈中部，心脏与主动脉弓交界处。少数肿瘤位置较高时其上缘可越过主动脉弓顶部，亦可位置较低，位于前纵隔下部。也有少数畸胎瘤位于后纵隔、心包内。

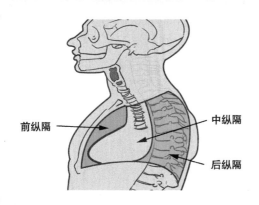

◎ 纵隔畸胎瘤患者需要做什么检查？

怀疑纵隔畸胎瘤患者，其首选 X 线和 CT 检查，结合畸胎瘤特有临床表现，如当肿瘤侵犯至肺或支气管，患者通过咳嗽时可咳出毛发或皮脂腺分泌物等，即可作出临床诊断。

除 X 线及 CT 检查外，还可进行血液生化等实验室检查。临床用于畸胎瘤鉴别诊断的肿瘤标志物有 AFP、HCG、LDH、CA19-9。病理组织免疫组化检测可以提示肿瘤组成成分。

◎ 纵隔畸胎瘤临床表现有什么？

纵隔畸胎瘤的临床表现取决于肿瘤大小、性质及位置。

大多时候较小的良性畸胎瘤患者无任何症状，若肿瘤对周围组织压迫可导致相应的压迫症状：

①如压迫气管和支气管导致咳嗽、呼吸困难、肺不张、肺炎等症状；

②压迫喉返神经出现声音嘶哑，压迫上腔静脉会出现颜面部、上肢水肿等上腔静脉综合征症状。

少数情况下，肿瘤畸胎瘤破入气管、支气管内，可咳出囊内容物，如毛发、牙齿、豆渣样皮脂。肿瘤穿破心包可导致急性心包填塞。肿瘤侵犯穿破纵隔胸膜导致胸腔积液。恶性肿瘤生长快速，并向周围器官侵犯或转移，会迅速出现胸痛、咳嗽和呼吸困难等症状，除此之外还可出现体重下降及发热等特殊症状。

◎ 纵隔畸胎瘤病理分型有哪些？

根据分化程度，纵隔畸胎瘤可分为：成熟畸胎瘤和非成熟畸胎瘤，成熟畸胎瘤是纵隔最常见的生殖细胞肿瘤，绝大多数位于前纵隔，偶见于后纵隔。未成熟畸胎瘤为较少见的恶性肿瘤。

◎ 不同病理类型影像学上有何不同？

● 成熟性畸胎瘤

成熟性畸胎瘤成熟畸胎瘤分化良好，影像学表现为边界清晰的分叶状不均质囊性肿块，肿瘤大多位于前纵隔，其内可见脂肪、液体、软组织或钙化等不同密度组织的混合。MRI 在辨别混合组织成分上效果更佳。

● 非成熟性畸胎瘤

非成熟（恶性）畸胎瘤　边界不清、周围脂肪界面密度增高、侵犯胸膜、心包。

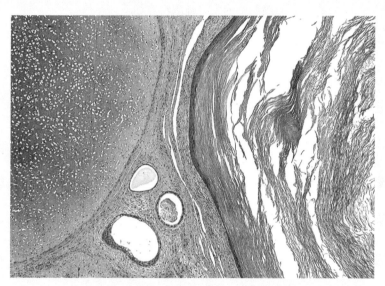

成熟畸胎瘤的病理切片，可见三个胚层的组织

畸胎瘤的治疗和康复管理

畸胎瘤主要通过手术方式治疗，即使是良性畸胎瘤也应该尽早手术，因为畸胎瘤可以继续长大，对周围组织和器官造成压迫。

◎ 畸胎瘤的临床特点有些什么？

畸胎瘤的主要临床特点如下：

- 由多个胚层的、几种不同类型的组织构成的一种真实性肿瘤。
- 最常发生于卵巢，但也可见于睾丸、腹膜后、骶尾部、纵隔等处，其他部位少见。
- 良性和恶性的比率与发生部位有关。
- 纵隔部位的畸胎瘤大部分为良性肿瘤。

◎ 纵隔畸胎瘤治疗方式如何选择？

手术切除是治疗该病的唯一有效的治疗方式，肿瘤较大者，常侵犯周边脏器，部分恶变者，一旦发现，尽早手术。晚期恶性畸胎瘤常采取综合治疗方式：手术、化疗、放疗等。

◎ 所有病理类型的纵隔畸胎瘤都需要手术吗？

畸胎瘤无论良性或恶性，一经发现，应尽早行手术切除。因为巨大畸胎瘤可侵犯邻近器官，部分畸胎瘤还可发生恶变。因此，一经诊断应尽快手术切除，如果病情发展，肿瘤可能长大、穿破进入邻近器官，或肿瘤与周围重要器官广泛粘连甚至恶变而增加手术难度和风险，有些患者还可能因此而丧失手术时机。近年来，胸腔镜微创下，绝大多数纵隔肿瘤，可以全腔镜完成，或者镜子辅助下完成。

◎ 纵隔畸胎瘤患者术后注意事项？

纵隔畸胎瘤患者术后需要注意以下问题：

- 体位方面：待手术伤口愈合后可半卧位睡眠。
- 饮食方面：进食高蛋白、高维生素、高热量易消化流质或半流质饮食，勿过饱。
- 术后加强咳嗽排痰，保持呼吸道通畅，呼吸困难者吸氧。
- 患者尽早下床活动，预防并发症。

◎ 不可手术切除的纵隔畸胎瘤患者如何治疗？

对于不可手术的纵隔畸胎瘤患者，可采用化疗、放疗、中医中药治疗、生物治疗外，还可了解最新的临床试验信息，看自己是否满足临床试验入组条件，争取加入临床试验的机会。

验室检查。临床用于畸胎瘤鉴别诊断的肿瘤标志物有 AFP、HCG、LDH、CA19-9。病理组织免疫组化检测可以提示肿瘤组成成分。

◎ 畸胎瘤患者术后如何进行长期随访？

畸胎瘤术后有复发可能，需要规律长期随访。可在术后第一年的第 3 个月、6 个月、12 月复查胸部 CT，术后第二年开始每年复查胸部 CT 一次，随着病情的不断恢复，可以逐渐延长检查时间。若出现其他部位不适，应加做其他部位的相关检查，排除转移等可能。

认识胸腺瘤

胸腺位于前纵隔，呈 H 型双叶状结构，是人体重要的免疫和内分泌器官，一方面作为免疫器官，它是 T 淋巴细胞发育、分化和成熟的场所，另一方面作为内分泌器官，分泌胸腺素及激素类物质。

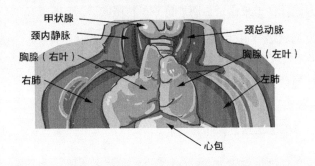

甲状腺
颈内静脉
胸腺（右叶）
右肺
颈总动脉
胸腺（左叶）
左肺
心包

◎ 什么胸腺瘤？

胸腺瘤是位于前上纵隔，大血管前间隙内，一般为一侧性的，源于上皮的原发肿瘤，约占成人前上纵隔原发性肿瘤 50%。

胸腺瘤根据不同的临床表现可以分为侵袭（胸腺癌）型和非侵袭型（胸腺瘤），两者预后存在极端差异，胸腺瘤的高发年纪为 40 ~ 70 岁。

◎ 纵隔胸腺瘤好发部位？

90% 以上的胸腺肿瘤发生于前纵隔腔，其余发生于其他纵隔腔或颈部。

◎ 纵隔胸腺瘤典型临床表现有什么？

常见表现的临床症状包括咳嗽、胸痛、气喘、

疲倦或因压迫纵隔腔导致的不适，20% ~ 30% 的病
患会有副肿瘤症候群的症状。

胸腺瘤常伴随的副肿瘤综合征表现为重症肌无
力，单纯红细胞再生障碍性贫血、低球蛋白血症等，
这些临床表现对于诊断胸腺瘤具有特殊意义。除此
之外，跟其他纵隔肿瘤相同，胸腺瘤的临床症状还
取决于肿瘤大小，当胸腺瘤压迫无名静脉或上腔静脉，
导致上腔静脉梗阻综合征，表现为颜面部及上肢水
肿等。也有部分患者并无明显症状，仅行 X 线检查
时发现纵隔肿物阴影。

◎ 纵隔胸腺增生与胸腺瘤是同一种疾病吗？

胸腺增生是指胸腺体积的增大，胸腺细胞的单
纯增生，而胸腺瘤则是指胸腺细胞异常变异。它们
有的症状相对来说有可能比较相近，但不是同一种
疾病。

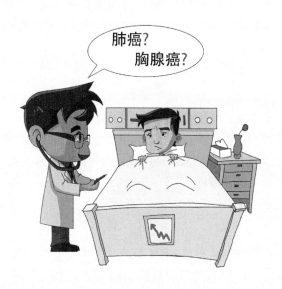

肺癌？
胸腺癌？

胸腺瘤的早期诊断

胸腺瘤的主要诊断方法是影像学检查和病理活检。通过影像学技术定位胸腺瘤的发病部位，再利用穿刺针进行穿刺活检，明确肿瘤的病理性质。

◎ 纵隔胸腺瘤患者需要做什么检查?

纵隔胸腺瘤患者的主要检查方法有：

● X 线检查

X 线检查是发现及诊断纵隔胸腺瘤的重要而简便的方法，通常用于首诊或者体检初筛。

● 胸部 CT 或 MRI 检查

胸部 CT 是胸腺瘤及大部分纵隔肿瘤较为敏感而准确的检查方法，相对于 X 线平片，它能更加准确地显示肿瘤的大小、部位、边缘是否光整，包膜是否完整，肿瘤与周围组织的关系、有无周围浸润。以上影像学特征，可判断肿瘤有无外科切除性可能性，为分期和制定治疗方案提供依据。

● 病理活检

病理活检为肿瘤诊断的金标准。首选诊断方式可行特殊空针穿刺做细胞学检查或组织学分类。必要时可考虑直接开胸探查，术中取冰冻组织学检查，根据冰冻病理结果，即可决定是否施行手术及具体手术方式及范围。

◎ 纵隔胸腺瘤常见病理分型有哪些?

WHO 将胸腺肿瘤可分为 A 型、B 型（包括 B1 ~ B3）、AB 型和 C 型。

A 型：以大量肿瘤性胸腺上皮细胞为主。

B 型（分为 3 个亚型）：主要以肿瘤包含成分不同来分型：B1 型：包含近似皮质外观的胸腺髓质成分；B2 型：即肿瘤上皮富含淋巴细胞的皮质型；B3 型：即上皮细胞为主要成分的上皮型。AB 型：混合型。

C 型：此型肿瘤上皮细胞明显异型性的，较其他类型的更具有恶性特征。

A 型和 AB 型为良性，B 型和 C 型为恶性。

◎ 纵隔胸腺瘤不同病理类型影像学表现有何不同？

在胸腺瘤中良性肿瘤即非侵袭性胸腺瘤，恶性胸腺瘤分为侵袭性胸腺瘤和胸腺癌两种类型，不同类型肿瘤影像学表现不同。

● 非侵袭性胸腺瘤 CT 表现

良性胸腺瘤即为非侵袭性胸腺瘤肿瘤，呈圆形或椭圆形块影，可压迫血管、气管、食管导致它们移位，但其形状规则，边缘清晰，与周围组织分界清楚。

● 侵袭性胸腺瘤及胸腺癌 CT 表现

恶性胸腺瘤即侵袭性胸腺瘤及胸腺癌，在 CT 片中表现较为类似，与非侵袭胸腺瘤最大的区别就是表现向周围组织侵袭征象，如：①纵隔胸膜受累，瘤体邻近胸膜不规则增厚，凸凹不平，与肿瘤分界不清；②肿瘤邻近心包受累，可能存在心包积液；③在胸膜有小结节状软组织密度影，可能存在胸腔积液；④肿瘤邻近血管受压变形，且分界不清，增强扫描时见血管壁有受侵征象。

重症肌无力和胸腺瘤

胸腺瘤的一个重要并发症是重症肌无力，主要症状表现为全身骨骼肌易疲劳，尤其活动后症状明显加重，而休息后可缓解减轻。

◎ 重症肌无力与胸腺瘤有何关系？

　　重症肌无力是一种自身免疫性疾病，是由于神经—肌肉接头处传递功能障碍所引起，主要症状表现为易疲劳，不同程度的部分或全身骨骼肌无力，尤其活动后症状明显加重，而休息后可缓解减轻。最常见的早期症状如上眼睑下垂，咀嚼乏力等。患病率为 77/100 万 ~ 150/100 万，年发病率为 4/100 万 ~ 11/100 万。女性患病率大于男性，约 3 : 2，各年龄段均有发病，儿童 1 ~ 5 岁居多。目前认为重症肌无力主要因胸腺受某种不明原因刺激发生突变引起，大多数患者在胸腺切除后可获显著改善。

重症肌无力患者可能会出现的症状

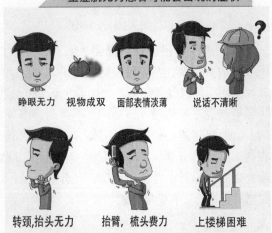

睁眼无力　视物成双　面部表情淡薄　说话不清晰

转颈,抬头无力　抬臂,梳头费力　上楼梯困难

◎ 重症肌无力治疗方法有哪些？

临床上重症肌无力的治疗有药物和非药物治疗，胸腺瘤相关重症肌无力首选外科手术治疗。

● **药物治疗**

①胆碱酯酶抑制剂。是对症治疗的药物，治标不治本，不能单药长期应用，用药方法应从小剂量渐增。常用的有甲基硫酸新斯的明、溴吡斯的明。

②免疫抑制剂。常用的免疫抑制剂有肾上腺皮质类固醇激素，例如泼尼松、甲泼尼龙等；硫唑嘌呤；环孢素 A；环磷酸胺；他克莫司。

③静脉注射免疫球蛋白。人类免疫球蛋白中含有多种抗体，可以中和自身抗体、调节免疫功能。其效果与血浆置换相当。

④中医药治疗。重症肌无力的中医治疗越来越受到重视。重症肌无力属"痿症"范畴。根据中医理论，在治疗上加用中医中药，可以减少免疫抑制剂带来的副作用，在重症肌无力的治疗上起着保驾护航的作用，而且能重建自身免疫功能之功效。

● **血浆置换**

通过将患者血液中乙酰胆碱受体抗体去除的方式，暂时缓解重症肌无力患者的症状，如不辅助其他治疗方式，疗效不超过 2 个月。

● **胸腺切除手术**

重症肌无力患者 90% 以上有胸腺异常，胸腺切除是重症肌无力有效治疗手段之一。适用于在16 ~ 60 岁之间发病的全身型、无手术禁忌证的重症肌无力患者，大多数患者在胸腺切除后可获显著改善。合并胸腺瘤的患者占 10% ~ 15%，是胸腺切除术的绝对适应证。

胸腺瘤的规范治疗

胸腺瘤的主要治疗手段是外科手术切除，了解胸腺瘤的良性或恶性，再决定后继其他治疗方案。当然，患者意愿和体质也是是否手术的考虑条件。

◉ 胸腺瘤有哪些治疗方法？

胸腺瘤当前主要的治疗措施有：

手术被认为是治疗胸腺瘤最佳方案，指南一线推荐。理由是肿瘤继续生长增大，压迫邻近组织器官产生明显临床症状；单纯从临床和 X 线表现难以判断肿瘤的良恶性；而且良性肿瘤也可恶性变。因此无论良性或恶性胸腺瘤都应尽早切除。有能切除的恶性胸腺瘤可取病理活检指导术后治疗，部分切除者术后放射治疗可缓解症状延长患者存活。

放疗根据病理结果分型，对于部分良性但有恶性行为学特征或者恶性胸腺瘤患者，术后补充放疗，可有效降低复发的几率。

化疗局部晚期或伴有转移的晚期患者，无法手术彻底切除或行放疗，可以考虑采用化疗等姑息性治疗或术后加以辅助化疗。

【医生提醒】
若无手术禁忌证，胸腺瘤均应首选手术切除，根据术中所见与术后的病理结果评估是否行术后放化疗等辅助治疗。

胸腺肿瘤如何治疗？

无论良性或恶性胸腺瘤都应尽早切除。有能切除的恶性胸腺瘤可取病理活检指导术后治疗，部分切除者术后放射治疗可缓解症状延长患者存活。

对于侵入相邻软组织、肺部、大动脉外膜或心包的胸腺瘤，目前倾向采用以手术切除为主的综合治疗方案。胸腺肿瘤的细胞对放射线较为敏感，因而放射治疗在胸腺瘤的治疗中占有相当重要的地位。全身化疗，对于胸腺瘤而言，敏感性较差，是否应用还存在着较大争议。

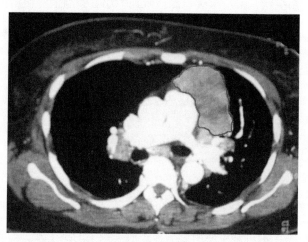

CT 提示前纵隔肿块（红色不规则区域），组织学证实为胸腺瘤

伴有重症肌无力胸腺瘤患者内科治疗手段有哪些？

目前胸腺瘤切除是伴有重症肌无力的胸腺瘤的主要治疗手段，同时针对患者有重症肌无力的症状，临床会给予溴吡斯的明等强肌药物进行对症治疗。应注意的是，手术切除胸腺瘤后，对于重症肌无力症状也应该坚持长期的治疗，切不可自行停药。

◎ **伴有重症肌无力的胸腺瘤患者术前是否需要药物治疗？**

对于伴有重症肌无力的胸腺瘤患者，术前会给予溴吡斯的明、激素等强肌药物，改善重症肌无力症状。

◎ **需要药物治疗的胸腺瘤患者如何选择药物、药物剂量以及疗程？**

适量应用抗胆碱酯酶药物、肾上腺皮质激素控制症状，术后继续口服溴吡斯的明。镇静剂的使用量剂量应低于非重症肌无力的患者。具体剂量及疗程具有个体差异，应根据具体病情，具体分析。

◎ **伴有重症肌无力的胸腺瘤患者手术时机如何选择？**

一般在重症肌无力的症状缓解期为最佳时机。

◎ **伴有重症肌无力的胸腺瘤患者术后药物治疗方案如何选择？**

术后避免使用影响神经肌肉接头的抗生素，如多黏菌素、四环素类、氨基苷类；避免使用氯丙嗪、地西泮、吗啡、苯巴比妥钠等药物。

术前采用皮质激素治疗者，术后要适当增加剂量，预防肾上腺功能不足。术后如继续使用抗胆碱类药物，用药剂量应比术前减少 1/3 ~ 1/2，然后根据病情变化适量增减。

◎ 胸腺瘤患者在手术前需要做哪些准备?

胸腺瘤患者在外科手术前, 需要完善以下准备:

- 手术之前需要完善相关的检查, 全面评价肿瘤的位置、大小、侵犯范围、有无淋巴结转移;
- 了解患者的身体素质, 特别是心肺功能等能否耐受全麻手术;
- 遵医嘱术前给予服用胆碱能药物, 并严密观察用药后反应;
- 应给予静脉营养支持以改善营养不足;
- 床边须准备好气管切开包和人工呼吸机;
- 术前常规进行心肺功能锻炼, 如果患者有吸烟史或者肺功能欠佳, 还需要额外多进行咳嗽的练习, 这样便于术后积极有效的咳嗽排痰, 利于呼吸功能恢复, 早日拔除胸腔引流管, 尽快康复出院。

◎ 伴有重症肌无力的胸腺瘤患者术后需要注意的事项有哪些?

伴有重症肌无力的胸腺瘤患者, 术后需要注意的事项有:

- 起居有常, 不要熬夜, 要劳逸结合。
- 避风寒、防感冒。
- 饮食要有节,不能过饥或过饱,有规律,有节度,同时各种营养要调配恰当(多食富含高蛋白的食物如: 鸡、鸭、鱼、瘦肉、豆腐、黄豆、

肿瘤防治科普丛书——胸部肿瘤

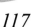

117

鸡蛋、植物蛋白与动物蛋白以及新鲜蔬菜水果），不能偏食。

● 注意适量运动，锻炼身体增强体质，但不能运动过量，病情较重的患者或长期卧床不起的患者，应给予适当的按摩防止褥疮的产生。

● 在治疗上患者应有良好的心态与康复的信心。

● 预防各种感染。

● 忌食：生、冷、辛、辣性食物以及烟酒等刺激。服药其间禁食绿豆。

● 如果有肌无力的症状，即使手术切除胸腺瘤后，也一定在神经内科大夫指导下，坚持长期的治疗，切不可在手术后，自行停药。

● 长期随访。定期复查胸部增强 CT。

胸腺瘤的康复管理

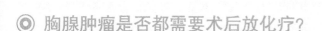

胸腺瘤康复管理主要是术后患者身体的康复以及随访。一定要遵照医嘱进行随访，不要自以为身体无碍就停止随访。

◎ 胸腺肿瘤是否都需要术后放化疗？

- 完全切除的 I 期胸腺瘤患者术后不推荐放疗；
- II 期患者根据有无危险因素决定是否行术后放疗；
- 对于 III 期和 IV 期胸腺瘤患者，术后辅助放疗能减少肿瘤局部复发率，延长生存期和提高生活质量。

【医生提醒】
胸腺瘤对化疗相对较敏感。化疗可以作为 III、IV 期患者术后的辅助治疗。

◎ 胸腺瘤做完手术后还会复发吗？

侵袭性胸腺瘤手术后复发率为 30%，中位复发时间为 3.8 年；非侵袭型胸腺瘤完整切除后亦可复发。

◎ 胸腺瘤术后多久复查一次？

可在术后三个月、半年、一年等各复查一次，随着病情的不断恢复，可以逐渐延长检查时间。

◎ 胸腺瘤术后复查项目有哪些?

- 血常规、肾功能。
- 胸片或胸部 CT:胸片若有异常或可疑病变,再做增强胸部 CT 可以早期发现可能的复发和转移。
- 肿瘤标志物测定。
- 同时患者及家属及密切注意患者病情变化,如睁眼乏力等,应及时详细地向医生讲明患者近期情况。

◎ 合并其他疾病的胸腺瘤怎么办?

若其他疾病与胸腺瘤有关或由胸腺瘤引起,因按胸腺瘤治疗;如与胸腺瘤无直接因果关系,则应分别进行治疗。

认识神经源性肿瘤

神经源性肿瘤对于大多数老百姓来说，可能很陌生。不像很多肿瘤多见于老年人，这一大类肿瘤好发于儿童、青中年，而且多见于后纵隔。

◎ 什么是神经源性肿瘤？

神经源性肿瘤最常见的是原发性后纵隔肿瘤，绝大多数发生于后纵隔脊柱旁沟处，少数肿瘤可部分发生在椎间孔内，使肿瘤呈哑铃状生长。多为神经鞘膜瘤，起源于神经鞘膜上的施万细胞，常发生于颈部皮神经、交感神经、迷走神经等处。肿瘤位于颈部外侧上段，胸锁乳突肌深处。椭圆形或圆形，表面光滑。生长缓慢，病变范围较小时，常无明显症状。肿瘤较大时，可凸向咽部，使咽侧壁内移、饱满，严重时可影响呼吸。偶可恶变，表现为短期内肿瘤迅速增大，或伴迷走、舌下神经麻痹等征。

肿瘤好发于青、中年，儿童多见于节细胞神经瘤和节神经母细胞瘤。多发性神经纤维瘤除纵隔外，还可见于其他神经，同时伴有多发皮肤结节、紫斑及骨改变。

◎ 纵隔神经肿瘤好发部位在哪里？

神经源性肿瘤好发于后纵隔，是后纵隔最常见的肿瘤。主要源于肋间神经近脊髓段或行走于脊椎旁的交感干神经。

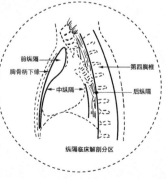

纵隔临床解剖分区

前纵隔
胸骨柄下缘
中纵隔
第四胸椎
后纵隔

◎ 纵隔神经源性肿瘤临床表现有什么？

纵隔神经源性肿瘤的临床症状主要是压迫症状和特殊症状，但许多患者无任何症状。

①压迫症状：胸闷、胸痛、呼吸困难、吞咽困难、咳嗽、脊髓压迫等症状。

②特殊症状：部分患者可有腹泻、腹胀、高血压、面部潮红、多汗等内分泌失调症状。

◎ 纵隔神经源性肿瘤需要做哪些检查？

纵隔神经源性肿瘤患者需要完成的检查有：

- X 线检查是诊断纵隔肿瘤的有效方法，可发现无症状的神经源性肿瘤；

- CT 检查可观察肿瘤与附近重要组织及器官的关系；

- 磁共振对于软组织的分辨能力比 CT 好，能够较好地显示图像。

◎ 纵隔神经源性肿瘤病理分型有哪些？

纵隔神经源性肿瘤的病理分型见下图。

神经源性肿瘤 ┬ 良性：神经鞘瘤、神经纤维瘤、神经细胞瘤
　　　　　　　└ 恶性：神经母细胞、神经节母细胞瘤

神经源性肿瘤的规范治疗

神经源性肿瘤的主要治疗措施是外科手术切除，强调的是，无论患者有无症状、无论肿瘤的性质，最好外科手术切除。

◎ 什么是神经源性肿瘤？

神经源性肿瘤是来源于胸腔内神经鞘、自主神经节及副神经节组织，其中以神经鞘瘤最为常见。多数为良性，常位于后纵隔；少数在前纵隔，多为恶性。多位于胸腔内椎管外，部分可凸入到椎间孔和椎管内，呈哑铃型，有压迫症状。

◎ 纵隔神经源性肿瘤治疗方式如何选择？

纵隔神经源性肿瘤无论患者有无症状，无论肿瘤良、恶性，除有广泛转移外，一经诊断即应手术切除。

◎ 所有病理类型纵隔神经源性肿瘤都需要手术吗？

手术切除适用于所有类型的纵隔神经源性肿瘤。对于恶性纵隔神经源性肿瘤，术后应根据肿瘤病理类型，选择放疗或化疗，但远期效果仍较差。

◎ 纵隔神经源性肿瘤患者术后需要注意什么？

● 注意休息，加强营养，适当活动，预防感染。

- 保证患者营养需求，对于存在营养不良等临床情况的患者应进行个体化的营养治疗。
- 定期随访。

◎ 不可手术切除的纵隔神经源性肿瘤患者怎么办？

术前可行肿瘤穿刺活检，以明确诊断，若肿瘤系良性，定期随访；若肿瘤系恶性，根据肿瘤病理分型，选择适当的化疗、放疗、内科治疗、靶向治疗等综合治疗。

◎ 其他类型的纵隔肿瘤是否都需治疗？以及如何选择治疗方案？

手术为主要治疗方法。

原发性纵隔肿瘤，无论良性、恶性，一经发现，应尽早行手术切除。手术方式可选择微创和开放两大类。

◎ 其他类型的纵隔肿瘤如何选择治疗方案？

根据肿瘤类型、各项辅助检查结果、临床表现、患者基本情况等选择手术后是否补充其他治疗如化疗、放疗、中医中药治疗、生物治疗等。

神经源性肿瘤的康复管理

神经源性肿瘤的康复管理主要涉及术后身体的复原以及随访。对于恶性肿瘤的随访，医患双方最关注的问题是肿瘤的复发。

◎ 可切除神经源性肿瘤患者术后该如何进行随访？

由于与纵隔内组织脏器解剖关系密切，肿瘤发展将出现一系列压迫症状，并可能发生破溃、感染、胸腔积液、气管移位或与支气管相通，发生急性窒息。因此应定期随访，预防此类并发症出现，并予以及时处理。

◎ 神经源性肿瘤术后多久随访一次，需要检查哪些项目？

可在术后三个月、半年、一年等各复查一次，随着病情的不断恢复，可以逐渐延长检查时间。

复查项目主要为胸片、胸部 CT 或 MRI。

◎ 纵隔神经源性肿瘤患者术后是否到神经外科随访？

除特殊类型神经源性肿瘤，如累及椎管内的肿瘤等，可以不用到神经外科随访。

其他类型纵隔肿瘤的康复管理

◎ 术后患者该如何进行随访？

患者应在术后 1 个月、3 个月、半年及一年返院复查，以后可根据病情逐渐延长复查时间。主要随访患者有无术后并发症及肿瘤复发转移，例如有无术后肺部慢性炎症，有无纵隔、胸腔积气、积液等。患者复查时需携带既往住院病历及每次回院复查结果，由医生进行对照分析病情。患者需注意复查时来院要空腹，以便及时进行化验及检查。

肿瘤复查同样会出现一些并发症，喉返神经受压则声音嘶哑；侵犯肺部可出现胸痛、胸闷、咳嗽、气短；食管受压会出现吞咽困难等；脊神经受压可出现手足麻木；出现以上症状要及时回院就诊复查，以免延误病情。

【医生提醒】
纵隔肿瘤因其解剖位置的复杂性及肿瘤类型的多样性，不论良恶性，均应术后定期复查，及时反馈恢复过程中出现的不良症状，以便及时诊断及治疗。